Joachim Hensel

Nach der Sprechstunde

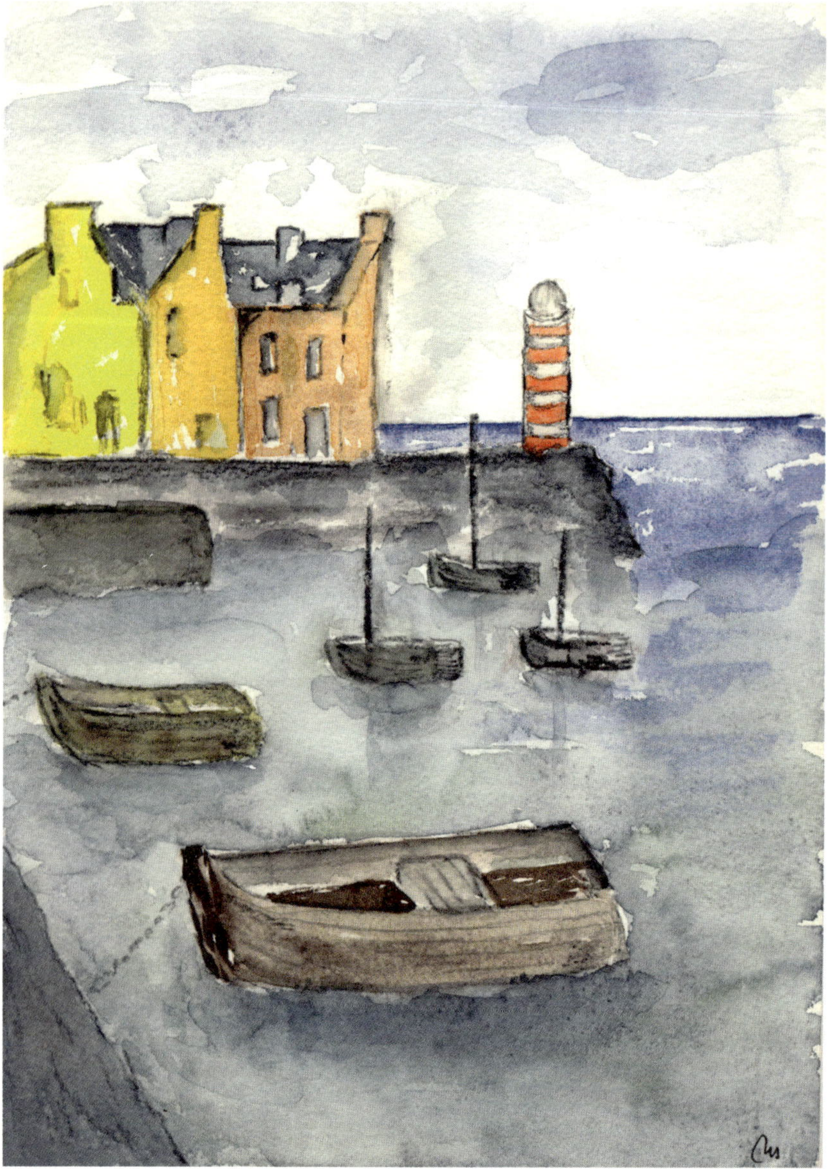

Joachim Hensel

Nach der Sprechstunde

Gedanken und Einsichten eines ganzheitlichen Arztes

Mit 24 farbigen Aquarellen des Autors

emu-Verlag

MIX
Papier aus verantwortungsvollen Quellen
FSC® C013736
FSC
www.fsc.org

ISBN 978-3-89189-196-4

Umschlaggestaltung: Martin Gutjahr-Jung
Umschlagbild: Joachim Hensel, Hafen in der Bretagne
Gedruckt auf umweltfreundlich hergestelltem Papier
Gesamtherstellung: Kösel, Krugzell

Inhaltsverzeichnis

Einleitung

Es ist jedes Mal ein unverwechselbares Gefühl, wenn man zu den Frühjahrs- und Herbsttagungen der Gesellschaft für Gesundheitsberatung (GGB) in die Stadthalle in Lahnstein kommt. Über dem unsagbar bunten Teppichboden bewegt sich in fröhlicher Gelassenheit eine Vielzahl von Menschen, die zwar vom Aussehen sehr verschieden sind, aber irgendwie alle miteinander verwandt erscheinen. Es ist, als komme man nach Hause in eine große Familie. Die Menschen sind zwar, wie man in den lebhaften Gesprächen hört, nicht immer einer Meinung, aber man merkt es sofort, sie sind immer eines Sinnes. Und das tut jedes Mal so gut. Ich genieße das seit über 25 Jahren.

Wenn man dann die Gelegenheit hat, in der mit mehr als 1000 Zuhörern immer voll besetzten Stadthalle auf das Podium zu kommen, verschlägt es einem schier die Sprache. Es sind viele, viele Menschen – die letzten Reihen kann man kaum ausmachen – von hier oben. Solch eine große Schar von Gleichgesinnten. Man schaut von dort in die vielen klugen Gesichter, in die wachen Augen, in die erwartungsvolle Gespanntheit.

Es war besonders schön, als der Gründer der GGB, der hochverehrte Ganzheitsarzt und Menschenfreund Dr. Max Otto Bruker noch auf dem Eckplatz in der ersten Reihe saß. Bescheiden, still und ohne große Worte. In sich zusammengesunken, aber aufmerksam hörte er zu, der alte weißhaarige

Kämpfer. Er hatte diese große Schar von Zuhörern gerufen und um sich geschart, um ihnen klar zu machen, wie wichtig es ist, seine eigene Gesundheit selbst in die Hand zu nehmen, dafür viel zu tun und sich gegen die Einflüsterungen von Industrie und selbsternannten Experten zu stellen.

Ich stelle mir dort oben auf dem Podium immer vor, wie alle diese vielen Zuhörer von der Botschaft Max Otto Brukers lernten. Wie sie den Erfolg seiner Lehren für richtig erkannten und das am eigenen Leibe spürten. Und wie sie begeistert dieses Wissen an Verwandte, Bekannte und Freunde weitergaben. In Einladungen zu gesundem Essen, in Gesprächen, in Rezepten, in Vorträgen, in Kursen und in Veröffentlichungen. Und so sah ich von dort oben um jeden Zuhörer einen Kreis von 10 informierten Personen, die jeweils zu dritt in einem Familienverband lebten. Und so wurden aus den 1000 Zuhörern 10 000 Familien mit 30 000 informierten Menschen. Und dann wurde mir schwindelig. Denn mir fiel ein, dass auch die Botschaft, die ich jetzt dort „in der Bütt“, wie wir in Lahnstein liebevoll sagen, verkünden werde, solch einen riesigen Kreis erreichen kann.

Ist es nachvollziehbar, welche große Ehre und Freude es für mich ist, dort bei den Tagungen über wichtige Fragen für unser Leben und die Lebensführung sprechen zu dürfen? Über Leid und den Sinn, über den Umgang mit der Zeit und mit dem Tod, über die Verführung durch die Werbung, die Behandlung durch den Arzt, den Umgang mit der Wahrheit, über den Verfall der Werte und über das Heilwerden. Es gehört zu den großen Geschenken meines Lebens, dass mir diese Möglichkeiten gegeben worden sind. Und dass ich bei diesen Tagungen in einem großen Kreis von herausragenden Persönlichkeiten, die dort vortrugen, immer so rückhaltlos freundlich aufgenommen worden bin.

Meinen guten Freunden in der GGB, besonders aber Ilse Gutjahr-Jung, ihrem Mann Mathias und ihrem Sohn Martin, den Mitarbeitern des emu-Verlags und der Druckerei Kösel danke ich dafür, dass dieses Buch mit dem Druck meiner „Lahnsteiner Reden" erscheinen konnte. Ich war überrascht beim Vorbereiten des Buches, wie aktuell mir der Inhalt selbst nach zum Teil fast 20 Jahren erscheint.

Ein besonderer Dank aber gebührt meiner Frau Heide, mit der ich seit über 46 Jahren verheiratet bin. Wir sind immer und mit großer Freude gemeinsam zu den Tagungen nach Lahnstein gefahren. Zu den Vorträgen dort hat sie mich ermutigt. Die Ausarbeitung der „Lahnsteiner Reden" hat sie dann jedes Mal liebevoll und kritisch begleitet und dabei alle meine Aufregungen ertragen. Schließlich hat sie die Manuskripte sorgfältig redigiert. So konnte, besonders auch mit ihrer Hilfe, dieses schöne Buch erscheinen.

Bockhorn und Lahnstein zur Herbsttagung 2011
Joachim Hensel

Von Medizinern und Ärzten

Therapie für Leib und Seele.

Vortrag auf der GGB-Herbsttagung in Lahnstein am 29. Oktober 2011

Vor mehreren Jahren veranstaltete eine renommierte deutsche Pharmafirma einen Kongress in Berlin. Angelegt, wie das so üblich ist, mit vielen Vorträgen und einem attraktiven Rahmenprogramm. Anlass war, dass ein Medikament gegen hohen Blutdruck zehn Jahre auf dem Markt war. Hunderte von Arbeiten und Studien waren zu diesem Präparat und seiner Wirkungsweise erschienen.

Die Firma lud nun die deutsche Ärzteschaft zu ihrem „fantastischen" Kongress ein. Und derjenige bekam eine Freikarte und einen besonderen Bonus, der eine Frage hatte zu diesem Medikament und seiner Wirkung auf den Blutdruck. Eine Frage, die in der umfangreichen Literatur über diese Pille noch nicht abgehandelt worden war.

Sogleich schrieb ich einen Brief. Ich bäte darum mir mitzuteilen, ob durch das Medikament schon einmal jemand von seinem zu hohen Blutdruck geheilt worden wäre. Ich fügte eine Erklärung hinzu. Ich meinte, so schrieb ich, dass der Patient die Krankheit „Bluthochdruck" nach Einnahme der Medizin völlig verloren habe. Das heißt also auch ohne Einnahme von weiteren Tabletten einen ganz normalen Blutdruck habe. Dass er ganz heil geworden sei.

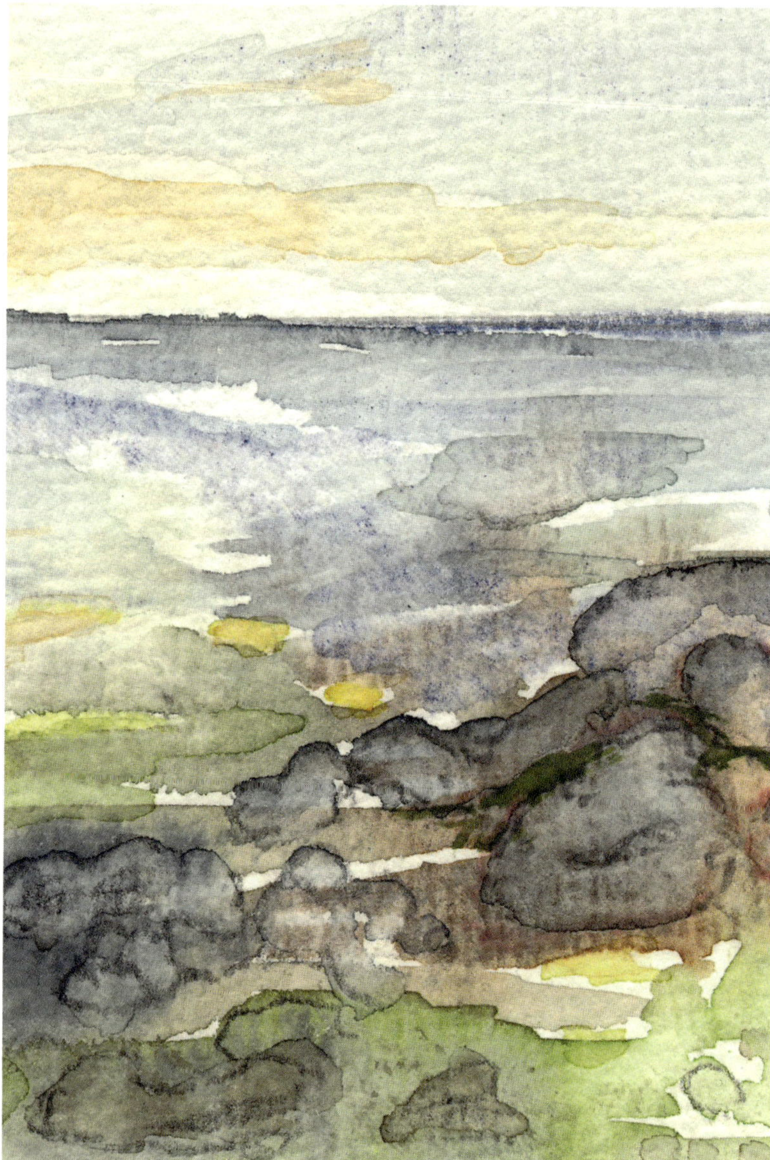

Liebe Leser, ich bin mir der Provokation völlig bewusst, die diese Frage beinhaltet.

Aber ich weiß auch, dass Patienten, wenn ich eine Therapie mit Medikamenten beginnen muss, mir immer wieder diese Frage stellen: „Herr Doktor, wie lange muss ich denn ‚das Zeug' einnehmen? Wann bin ich die Krankheit los?"

Von der Pharmafirma kam keine Nachricht. Ich legte eine Kopie meines ursprünglichen Briefes erneut auf das Fax, denn der Termin des Kongresses nahte. Keine Nachricht. Nebenbei: ich hatte sowieso keine Ambitionen, zu dieser Veranstaltung zu fahren, wo ein Medikament hausintern bejubelt wird. Im alternativen Milieu nennt man solche von den Firmen gedungene und hochbezahlte Redner ja „Mietmäuler". Gemietete, für gutes Geld gedungene Jubelstimmen. Der Kongresstermin ging vorüber.

Kurz danach erreichte mich aus der wissenschaftlichen Abteilung der Firma ein Telefonanruf. Mit einer herablassenden Stimme fragte mich ein Herr: Ja sagen Sie mal, sind Sie denn Arzt? Ach ja! Richtiger Arzt? Ach ja! Und dieser Wohnort, Bockhorn, wo liegt das denn? In Deutschland? Ach ja! Aber sicher auf dem Land? Ach ja! ... Und so ging es weiter am Telefon. Ich wurde erst gedemütigt, dann veralbert und verlacht. Und zum Schluss väterlich belehrt und ermahnt. „Mein lieber Herr Kollege! Einen Bluthochdruck heilen! Welche naive Vorstellung! Aber schönen Abend noch".

Meine Frage nach einer möglichen Heilung durch ein Medikament war in den Köpfen der Pillenhersteller nicht verständlich. So etwas fragt also nur ein Beschränkter. Das Wort Heilung ist vergessen. Dabei hieß meine Profession immer Heilkunde. Die Ärzte hießen Heilkundige. Und heilen heißt: ganz machen. „Mach mir mein Spielzeug wieder heil", sagen die Kinder.

Blicken wir kurz zurück in die Medizingeschichte. Wie war es in der Medizin, als sie noch „Heilkunde“ hieß?

Die Medizin vor Hunderten von Jahren war schrecklich. Die Ärzte hatten noch keine technischen und chemischen Möglichkeiten zur Krankheitsbehandlung, wie wir sie heute haben. Es gab diese Säftelehre von der falschen Galle und dem Schleim. Und man versuchte, Böses aus dem Organismus auszuleiten, indem man die Kranken zur Ader ließ. Oft bis zur Ohnmacht und zum Sterben. Viele Kurpfuscher machten mit bei diesem Hokuspokus.

Die seelische Betreuung eines Kranken war allerdings nicht die Aufgabe der Ärzte. Es ist interessant zu lesen, dass bis Mitte des 18. Jahrhunderts weder bei einer Gebärenden noch bei einem Sterbenden ein Arzt zugegen war. Diese Pflege wurde von Wehmüttern und von pflegenden Kräften übernommen. Zu dem Sterbenden ging der Priester mit seinen Messbuben auf dem „Versehgang“, wie dieser letzte Dienst genannt wurde. Er gab das Sakrament der Krankensalbung. Das war ein Ritus mit einem Segensspruch. Kein Heilkundiger hätte gewagt, dem Schöpfergott, der einen Menschen aus dem Leben abberuft, ins Handwerk zu pfuschen. Das wurde gottesfürchtig so hingenommen. Als Gottes Ratschluss.

Den Ärzten und Heilkundigen blieb wenig zu tun. Es war die mechanische Behandlung durch Einrenken und Zähneziehen, durch Starstechen und Aderlassen und die Verordnung von Tränklein und Salben. Bei dieser Behandlung setzten die Heilkundigen auch sich selbst als Heilmittel mit ein. Sie hatten ja nicht viel mehr, was sie einsetzen konnten, als sich selbst. Auf 30 Prozent schätzen wir heute die Placebowirkung der Droge Arzt, wenn sie vernünftig genutzt wird.

Zunehmend wurden dann die Reparaturmethoden der Ärzte subtiler, genauer und erfolgreicher. Die einzelnen Organe gerieten in das Blickfeld der Ärzte. Man teilte die Medizin auf in die einzelnen Disziplinen. Es gab Spezialisten, die dann

„Fach-Ärzte" hießen. Und das neue Wissen wurde aufgeschrieben und die Technik des Kurierens wurde aufgeschrieben und verbreitert und ständig verbessert.

In einem Lehrbuch der inneren Medizin aus dem Jahre 1910 wird die Behandlung einer Lungenentzündung genau beschrieben, auf vielen Seiten. Wie sich die Krankheit entwickelt. Vom Beginn, über den Anstieg, bis zur Krise in der dritten Woche. Und dann das langsame Genesen unter all den lindernden Hilfsmitteln und Maßnahmen. Exakte Beschreibung und Hilfsangebote für allerlei Begleitsymptome.

Von solchen Aufzeichnungen profitieren wir bis heute. Zu Beginn meines Studiums nannte man das, was in den Ärztegenerationen weitergegeben worden war und was man zur Therapie anwendete, die „Erfahrens-Heilkunde". Das Krankheitsheilen damals geschah aber ohne die statistische Erfassung des möglichen Behandlungserfolges. Es gab noch keine Doppelblindstudien. Es gab noch keine protokollierten Schemata der Evidence-Based Medicine. Aber man beobachtete genau. Und man hatte Geduld.

Heute kommt der Patient mit seiner Lungenentzündung am 3. Tag in die Sprechstunde und sagt wütend und anklagend: „Herr Doktor, ich huste immer noch trotz der Antibiotika und des Codeins. Müssen wir nicht doch ein CT oder Kernspin machen?" Die Erfüllung des ärztlichen Behandlungsauftrags ist heute ein gänzlich anderer geworden.

Irgendetwas ist doch nicht richtig, wenn ein Behandlungsfall so verläuft. Was fehlt denn da? Ist es nur die Ungeduld des Patienten? Ist es eine mangelhafte Begleitung des Erkrankten durch den Therapeuten? Oder ist es ein falsches Verständnis für die Störung der Gesundheit, dem beide anheimgefallen sind? Wenn ich es einmal ganz banal an einem uns allen heute vertrauten Krankheitsbild, der Neurodermitis, beispielhaft erklären sollte, was da fehlt, müsste ich sagen:

Ärzte der Schulmedizin versuchen die aufgekratzte Haut

mit Salben und Tinkturen zu bessern. Sie benutzen chemische Mittel und setzen auch gerne stärkere Waffen, wie etwa das Nebennierenrindenhormon Cortison oder breitwirksame Antibiotika ein. Sie kontrollieren regelmäßig ihren Heilerfolg durch Blutanalysen und Dokumentationsfotografie. Sie geben Medikamente, stärken mit Hilfe von Injektionen das Immunsystem und machen mit allerlei technischen Geräten Bestrahlungen.

Heilkundige, die ganzheitlich denken, versuchen die Haut mit Salben und Tinkturen aus Calendula und Nachtkerzenöl zu bessern und mit Bädern in Pflanzenextrakten zu beruhigen. Sie empfehlen eine Kostumstellung auf eine tierisch-eiweißfreie Kost. Sie pflegen daneben auch die aufgekratzte Seele mit Gesprächen und Lebenshilfen. Sie stärken die Persönlichkeit des Erkrankten und nehmen ihm die Angst. Sie geben ihm Mut und Kraft zum Gesundwerden. Sie versuchen, ihm den Makel der Aussätzigkeit zu nehmen. Sie stärken seine schöne Seele, die man unter der unschönen Haut gar nicht mehr erkennen kann. Und sie versuchen ihn auf diese Weise heil zu machen, ganz zu machen. Mit Körper, Seele und Geist.

Das ist ganzheitliches Heilen. Ich habe bewusst das Procedere etwas plakativ vorgestellt, um den unterschiedlichen Heilansatz zu betonen. So einseitig wird es nicht sein. Da mischt sich auch allerlei.

Die Geschichte der Heilkunst reicht weit zurück. Im Altertum bildeten sich in den Hochkulturen von China, Indien und im Mittelmeerraum unterschiedlichste Medizinsysteme heraus. Diese haben sich bis heute zwar verändert, aber immer noch einen gewissen Stellenwert in der westlichen Alternativmedizin (aus China: TCM = traditionelle chinesische Medizin, aus Indien: Ayurveda).

Unsere westliche Heilkunde hat ihre Wurzeln in der ägyptischen, griechischen und römischen Antike. Der erste Name, der uns weitgehend bekannt ist, ist Hippokrates von Kos[1]. Er beendete die „magische Medizin", in der die Kranken vorwiegend in Tempel verbracht wurden, um dort in ihnen die Heilung durch göttliche Wunder zu bewirken. Hippokrates machte ärztliches Handeln unabhängig vom direkten Einfluss der Gottheiten. Seine Praxis bestand aus Diagnose, Therapie und Prognose. Dieses Schema hat Bestand bis heute. Die Fallbeschreibungen des Hippokrates gelten als Ursprung der heutigen wissenschaftlichen Medizin.

Nach Hippokrates kamen zahlreiche Ärzteschulen. Vor der Zeitenwende folgte die griechisch-römische Phase der Medizin. Berühmte Namen verbinden wir mit dieser Zeit, wie etwa Galen[2]. Die anatomischen, pharmakologischen und chirurgischen Werke von ihm und seinen Zeitgenossen prägten das medizinische Denken im Abendland, neben den Lehren des Hippokrates, bis zur Zeit der Aufklärung.

Aus Byzanz kamen Lehren hinzu, wie etwa die Pulslehre, die Harnschau und die Lehre der Diätetik. Nach dem Fall Konstantinopels übernahmen islamische Gelehrte die medizinischen Traditionen und erweiterten sie.

Eine Erweiterung zur Volksmedizin aber bildete sich erst später im frühen Mittelalter heraus. Es sind die Beiträge der Klöster zur gesundheitlichen Versorgung der Bevölkerung. Klöster haben auf die Entwicklung der europäischen Medizin und des gesamten Gesundheitswesens einen entscheidenden Einfluss gehabt. Mönche und Nonnen hatten in der Zeit vom 5. bis zum 11. Jahrhundert regelrecht ein Monopol im Heilwissen.

Was haben denn Ordensleute eigentlich mit Krankheit und Heilung zu tun, werden Sie mich fragen. Wie kam es zum Heilwissen der Mönche? Warum gibt es überhaupt eine Verbindung zwischen christlichen Klöstern und der Medizin?[3] Warum war das nicht in der Hand der Ärzteschaft?

Ordensleute leben in der Nachfolge Jesu auf dieser Erde. Er, Jesus war der Arzt und Heiler schlechthin. Sein Ehrentitel Heiland kommt aus dem Althochdeutschen. Das Wort „heilan“ heißt heilen, erlösen.

Bei Clemens Alexandrinus[4] lesen wir – nicht einmal 200 Jahre nach dem Wirken von Jesus – um das Jahr 150 nach Christus – das Folgende:

„Deshalb heißt er (Jesus) auch der Heiland, denn er hat für die Menschen geistige Arzneien gefunden zu ihrem Wohlbefinden und zum Heil. Er bewahrt die Gesundheit, deckt die Schäden auf, bezeichnet die Ursache der Leidenschaften, amputiert die Wurzeln unvernünftiger Begierden, schreibt Diät vor und verordnet alle heilsamen Gegengifte für die Kranken“.

Jesus sah es als seine wesentliche Aufgabe an, die Menschen heil zu machen, sie vom Bösen, von Krankheiten zu befreien, sie ganz zu machen. Er hatte Mitleid mit ihnen. Er zeigte eine tiefe Empathie, eine Zugewandtheit zum ganzen Menschen. Er heilte Aussätzige, befreite Besessene von ihren Dämonen. (Die nach antiker Vorstellung als Verursacher vieler Krankheiten galten.) Er machte Blinde sehend, gab tauben Menschen das Gehör wieder und befreite Gelähmte von ihren Gebrechen.

Und damit meint er ein umfangreiches Heilmachen. Ein Heilen, das Körper, Seele und Geist umfasst. Wir haben ja schon bemerkt, dass viele der genannten Krankheiten psychosomatische Ursachen haben.

Was bedeutet: nicht hören können? Ist hier auch das Verstehen gemeint? Was bedeutet nicht sehen können? Fehlt die Sicht auf das eigene Leben und die Einsicht für das Wichtige im Leben? Was heißt gelähmt sein? Bedeutet es nicht auch, gebückt und gedemütigt durch das Leben gehen zu müssen? Und Besessene müssen von ihrem Wahn befreit werden. Und ist nicht beim Aussätzigen die Haut nur ein Spiegel der Seele? Wir haben gerade davon gesprochen bei der Neurodermitis.

Diesen Menschen hat sich Jesus zugewandt. Historische

Quellen, nicht nur die Bibeltexte, belegen eindrücklich, wie die Menschen von allen Seiten herbeiströmten, um ihn zu hören und von ihm gesund, das heißt heil gemacht zu werden. Zur Zeit seines Wirkens war die Welt in einem uns kaum vorstellbaren Maß voller Krankheiten und voller Leid, das Menschen einander zufügten. Die Malaria war damals sehr häufig und die Lepra (in der Bibel „Aussatz" genannt). 50 Prozent aller Menschen wurden nicht älter als fünf Jahre. Wissenschaft und Magie waren noch nicht voneinander getrennt. Das alles erklärt das enorme Aufsehen von Jesu Heilungswirken.

Und seinen Nachfolgern, also den Aposteln, gibt er ausdrücklich den Auftrag zu heilen und gesund zu machen. So ist es nur folgerichtig, dass die Ordensleute, die sich auf den Weg zur Nachfolge Jesu in dieser Welt gemacht haben, sich auch im Heilwesen betätigten.

Bei Jesus war Heilen immer ein ganzheitlicher Ansatz. Vor der Heilung fragte er etwa: Willst Du gesund werden. Oder: was willst Du, das ich Dir tue? Und danach gibt er einen Auftrag. Etwa: gehe hin und wasche Dich im Teich. Das heißt: Wasch all Deinen Dreck aus Deinem Leben ab, alles was Du verkehrt gemacht hast. Im 103. Psalm heißt es: „der dir alle deine Sünden vergibt und heilet alle deine Gebrechen".

Die Reihenfolge ist wichtig: erst die Sünden vergeben. Das heißt, eingestehen was man falsch gemacht hat im Leben, wo man schuldig geworden ist. Erst danach die Gebrechen heilen. Das heißt auch selbst mitwirken am gesund werden.

Moderne psychosomatische Medizin ist das. Erst das Schuldeingeständnis. Das fordern wir heute von jedem Suchtkranken. Hinunter auf die Knie und sagen: Ich bin krank, ich bin abhängig, ich bin süchtig. Dann die Heilung versuchen. Und dabei selbst mithelfen.

All diese Heilungsgeschichten kannten die Apostel und ihre Nachfolger. Ihren Auftrag zum Heilen fanden sie in der Bibel.

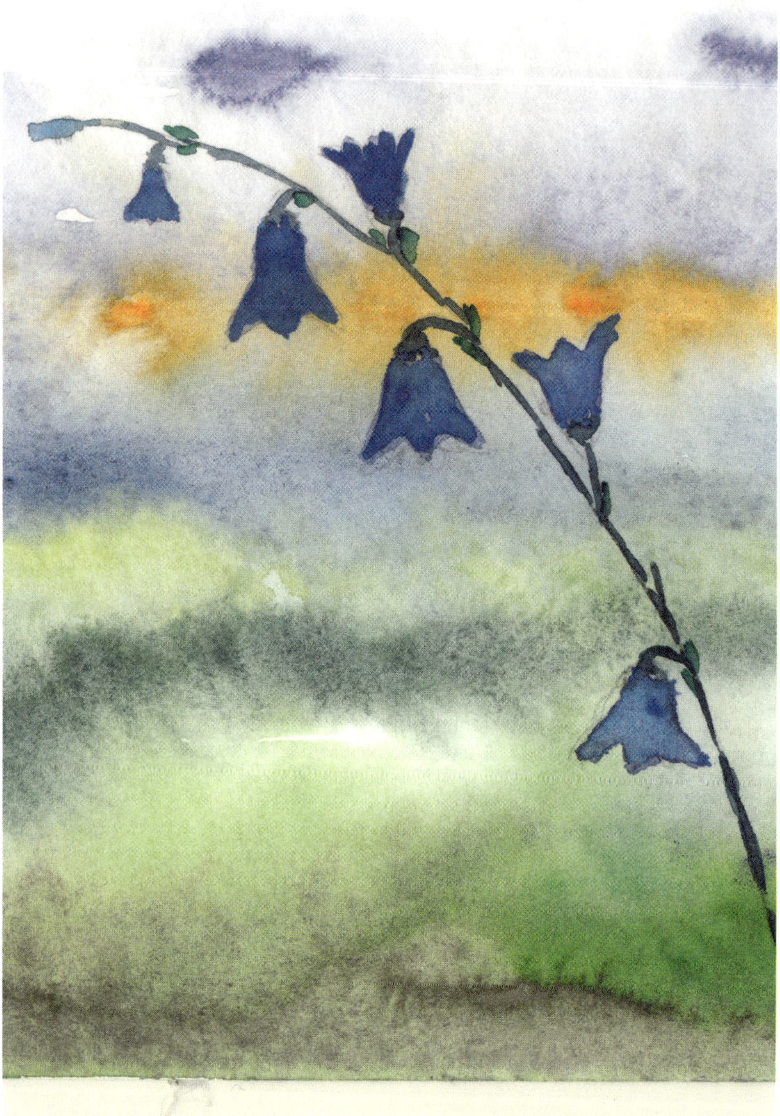

Ihr Wissen aber fußte auf den Erkenntnissen des Hippokrates und seiner Nachfolger.

Es wurde ergänzt durch die den Mönchen eigenen Beschäftigungen mit den Pflanzen. In den Gärten der Klöster wuchsen nicht nur die Gemüse und Küchenkräuter, sondern bald auch Heilkräuter. Es ist dem Urvater des Mönchswesens, dem Heiligen Benedikt von Nursia[5] zu verdanken, dass das Wissen über die Heilkräuter gesammelt und aufgeschrieben wurde. Und dass diese Schriften erhalten blieben, oft mit wunderbaren, ganz exakten botanischen Zeichnungen.

Benedikt gründete seinen Orden um 550 n. Chr. in Italien, einem Land mit hochentwickeltem Wissen über Gartenbaukultur. Das ließ sich gut vermitteln. Die Klöster sollten ja autark sein und sich selbst versorgen können. Schon deswegen spielte der Anbau von Gemüse und Kräutern eine große Rolle. Sie wurden zum Würzen der Speisen in der Küche, aber eben auch zum Heilen in der Krankenstube benutzt.

In unendlichem Fleiß kopierten die Ordensbrüder des Benedikt antike medizinische Texte über Heilpflanzen. So verbreitete sich dieses Wissen über die zahlreichen mittelalterlichen Klöster. Bekannt sind uns Zentren des Heilwissens, wie etwa das Kloster Disibodenberg, in dem Hildegard von Bingen[6] lebte und wirkte. Ihre heilkundigen Empfehlungen gelten bis heute und haben gerade in den letzten Jahren eine erstaunliche Verbreitung erfahren.

Es war nun keineswegs selbstverständlich, dass sich Nonnen und Mönche mit der Erforschung und Anwendung der Heilkunst befassten. Immer wieder wurde kritisiert, dass die Ordensleute auf antikes Wissen zurückgriffen, welches von Heiden, wie Hippokrates und Galen stammte, oder sogar auf Wissen von Hexen mit ihren Kräutertränklein. Aber trotz der Einwände blieb das Heilwesen im Kloster.

Und so entwickelte sich die Kräutermedizin im Klostergarten zur Apotheke für viele Menschen. Mit Fleiß und Liebe wurden die Extrakte und Salben hergestellt. Ich nenne einmal die Pflanzen, die wir alle kennen, aus einem klösterlichen Arzneibuch:

Anis, Arnika, Beinwell, Brennnessel, Dinkel, Engelwurz, Fenchel, Holunder, Hopfen, Ingwer, Johannisbeere, Johanniskraut, Kamille, Kapuzinerkresse, Knoblauch, Königskerze, Kümmel, Lavendel, Lein, Melisse, Möhre, Petersilie, Pfefferminze, Ringelblume, Rosmarin, Salbei, Schafgarbe, Spitzwegerich, Thymian, Wegwarte, Wermut, Zwiebel.

Walahfrid Strabo[7] vom Kloster Reichenau beschreibt 840 in seinem Buch „Hortulus" 24 Heilpflanzen nach Aussehen und Wirkung. Es geht vom Liebstöckel bis zur Rose. Zudem zeichnet er einen Plan, wie man einen Garten anzulegen hat, in dem jede Pflanze einen ihr entsprechenden Standort hat. Noch heute findet man Klostergärten, die nach diesem Konzept angelegt sind.

Das Wissen um die Heilkraft der Kräuter verbreitete sich rasch und vermehrte sich. Und Jahrhunderte, bevor man die chemischen Inhaltsstoffe der Pflanzen und ihre Wirkung genau identifiziert hatte, etablierte sich eine Medizin mit erkennbaren und reproduzierbaren Ergebnissen. Man tauschte Erfahrungen, aber auch Samen und Pflanzen, zwischen den Klöstern aus.

Und das hat bis heute überlebt. Der Melissengeist der Klosterfrau Maria Clementine Martin (1826) erfreut sich bis heute großer Beliebtheit. Und hinter Klostermauern braut nach alter Tradition Frater Vitalis im Benediktinerkloster Ettal seine Arnikaessenz und den Klosterlikör nach uralten Geheimrezepten in den Gewölben der Kloster-Destillerie.

Doch nun kommt das Besondere. Die Heilkundigen in den Klöstern erweiterten die Medizin. Neben den Heilkräutern bauten sie Pflanzen an, die als „Signaturpflanzen" auf eine bestimmte Störung hinwiesen und daher gerade bei diesen Störungen angewendet und eingenommen wurden. Hiermit ist schon das Simile-Prinzip[8] der Homöopathie vorweggenommen.

Kannte man ein Kraut oder eine Frucht, von der man erbrechen musste, wenn man sie aß, so gab man sie in kleinster Menge und ganz stark verdünnt als Heilmittel gegen Übelkeit und Erbrechen.

Im Unterschied zu den Römern und Griechen, bei denen nur Höhergestellte, Könige und Kaiser von der Heilkunst profitieren konnten, behandelten nun die Mönche ausnahmslos alle Hilfesuchenden. Auch die Armen und Obdachlosen. Und gerade diese. Das war neu. Die christliche Nächstenliebe, die Caritas, war für die Ordensleute eine zentrale Aufgabe. Und an dieser Liebe zum Mitmenschen und an der Fürsorge sollten alle Menschen teilhaben, alle, die hilfesuchend an der Klosterpforte anklopften.

Das ging weit über die Herstellung und das Verabreichen von Pflanzenmedizin hinaus. Benedikt hat etwa 550 nach Christi Geburt eine verbindliche Regel für die Klöster erarbeitet. Das ist ein beachtliches Werk von großer Bedeutung bis auf den heutigen Tag. Diese fast 1500 Jahre alte Regel wird auch heute noch in den Klöstern regelmäßig den Ordensleuten vorgelesen. In 50 Passagen regelt sie das menschliche Zusammenleben. Einer meiner Freunde, Manager bei einem großen, weltweit operierenden Industrieunternehmen, benutzt gelegentlich diese Regel, um mit den führenden Kräften der Firma den Umgang miteinander und mit den Angestellten und Arbeitern zu schulen.

In der Regel des Benedikt[9] heißt es unter anderem über die kranken Brüder (Regel 36):

„Die kranken Brüder sollen einen eigenen Raum haben und einen Pfleger, der Gott fürchtet und ihnen sorgfältig und eifrig dient.“ (36.7)

„Man biete den Kranken, sooft es ihnen gut tut, ein Bad an; den Gesunden jedoch und vor allem den Jüngeren erlaube man es nicht so schnell." (36.8)

Und recht weise heißt es im selben Abschnitt:

„Aber auch die Kranken mögen bedenken, dass man ihnen dient, um Gott zu ehren; sie sollen ihre Brüder, die ihnen dienen, nicht durch übertriebene Ansprüche traurig machen." (36.4)

Das wäre ein schöner Eintrag in ein „Pflegeprofil" im Krankenhaus oder Altersheim. So nennt man ja heute Arbeitsgrundlagen oder Prinzipien in Heilberufen.

Und wieder ist es konsequent und logisch, dass sich aus diesem Geist heraus ein stationäres Heilwesen entwickelte. In den Krankenstuben, den Infirmarien, wurden Kranke und Sterbende liebevoll gepflegt. Benedikt hat besondere Anordnungen für diese Pflege gegeben. „Die Sorge für die Kranken" so sagt er, „muss vor und über allem stehen. Man soll ihnen so dienen, als wären sie Christus". Nach den Worten von Jesus: ich war hungrig und ihr habt mir zu essen gegeben. Ich war durstig und ihr habt mir zu trinken gegeben. Ich war krank und ihr habt mich besucht.

Es sind die „sieben Barmherzigkeiten", in denen schon in der Bibel die Sorge für die Kranken geregelt war. Noch vor der Aufgabe, Kranke gesund zu machen, wurde hier die „gesellschaftliche Isolation durchbrochen"[10]. Der Besuch des Kranken war also ursprünglich ein Hausbesuch, der dem gesamten Umfeld des Erkrankten galt.

Seit dem 4. Jahrhundert sind christliche Hospitäler bezeugt. Leib- und Seelsorge waren ineinander verschränkt und aufeinander bezogen. Im 12. Jahrhundert bildeten sich Krankenpflegeorden. So etwa die Antoniter (1095), die Johanniter

(1099), der Hospitalorden vom Heiligen Geist (Ende des 12. Jahrhunderts.) und die Barmherzigen Brüder (1495). Diese Orden und andere religiöse und auf einen Gemeinsinn hin orientierte Kommunitäten und Gemeinschaften bauten ein mustergültiges Hospitalwesen auf.

Was war es denn, was diese Schwestern und Brüder einsetzten neben ihren Kräutlein und Tränklein? Es ist ein Vielzahl von Verhaltensweisen, die zu nennen sind und die uns heute banal, relativ harmlos und selbstverständlich klingen. Ich lese aus einer alten Anweisung zur Heilkunde:

- Ordnung schaffen! Geordnete Tage schaffen, geordnete Räume, geordnete Zeiten, geordnete Aufgaben und Rollen. Das sind einzusetzende Heilmittel.
- Ein maßvolles Leben ist ein wesentlicher Grundbaustein für die Gesundheit.
- Das Abgeben der Sorgen und die Erkenntnis, nicht alles selbst machen zu müssen, hilft zum Heilwerden.
- Gelassenheit und Gottvertrauen muss erlernt werden.
- Das heißt, es ist zu erlernen, das anzunehmen, was ist.
- Reue und Umkehr von einem falschen Lebensweg ist heilsam und nötig.
- Barmherzigkeit ist nicht nur an sich zu erfahren, sondern Barmherzigkeit anderen gegenüber ist zu üben.
- Es ist wichtig, zu lernen, sich selbst zu akzeptieren und zu lieben. „Sei wer du bist!“, sagt die Karmeliterin Edith Stein[11].
- Und schließlich, und das ist das Wichtigste: mit Liebe heilen und in dem Erkrankten Freude erzeugen.

Die höchste Arznei aber ist die Liebe! sagte schon Paracelsus. Den Ordensleuten war das ein selbstverständlicher Auftrag.

Klingt das nicht modern, wie aus einem psychotherapeutischen Lehrbuch unserer Tage? Kann man die Regeln der psychotherapeutischen Grundversorgung nicht hier einordnen, sozusagen rückstandslos? Und dabei sind es alte Regeln der Klostermedizin von vor 1000 Jahren. Da liegt schon begründet, was wir heute die ganzheitliche Heilkunst nennen.

Sie ist begründet in einer ganzheitlichen Lebensführung, die uns heute immer schlechter gelingt. Theoretisch wissen wir es alle: gesund essen, genügend schlafen, maßvoll arbeiten, in einer Gemeinschaft eingebettet sein, das alles hält körperlich und seelisch gesund. Genussgifte zu meiden, dem Stress zu entkommen und, wie es heute so schön heißt, sich zu entschleunigen, das hilft. Das ist nicht nur Therapie, sondern vor allem Prophylaxe.

Auch die Ärzte in unseren Tagen wissen das. Oder sie ahnen es zumindest. Und vielleicht sehnen sie sich danach – uneingestanden. Aber längst haben die meisten aufgehört, diese Dinge einzufordern. Oft auch, weil sie müde sind durch Frustration.

Sie sagen sich: wenn alle Menschen so gesund leben, haben wir nichts mehr zu tun. Wir werden ja von den Krankenkassen angestellt als Reparateure. Wir versuchen das wieder gerade zu machen, was der Patient verbiegt. Aber ihm zu sagen, wie er gesund bleiben kann, ist ja kontraproduktiv, das bringt uns ums Brot.

Eugen Roth sagt es treffend:

Was bringt den Doktor um sein Brot?:
a) die Gesundheit, b) der Tod.
Drum hält der Arzt, auf dass er lebe,
uns zwischen beiden in der Schwebe.

Wer zusätzlich heilende alternative Wege gehen möchte in seiner Erkrankung, hat es schwer. Er muss sich mühsam seinen Arzt suchen. Es gibt auch in meiner Zunft begnadete Kollegen, die ganzheitlich sehen, fühlen und auch so therapieren. Sie nutzen die moderne Technik, die fantastischen Möglichkeiten auch der Pharmakologie und der technischen Medizin. Sie kooperieren mit den Fachkollegen, die diese Techniken beherrschen. Aber sie werten diese Dinge. Sie sehen den ganzen Menschen. Sie versuchen zu erfassen, welchen Stellenwert die geäußerte Störung in der Persönlichkeit, im Wesen und in der Biographie dieses einen und einmaligen Menschen hat.

Diese Ärzte, von denen ich spreche, sind nicht (oder nur selten) die lieben Doktoren, die weichgespülten. Die Kollegen, die so arbeiten, sind oft unbequem. Weil sie auch mal Wünsche beschneiden müssen. Weil sie auch ernste und schmerzhafte Einschnitte machen und Verbote aussprechen müssen. Weil sie radikale Handlungsweisen fordern müssen. Wer solch einen Arzt gefunden hat, der wiege ihn in Gold auf.

Oft werden aber auch andere Heiler aufgesucht. Heilpraktiker zum Beispiel, die ja erfreulicherweise das Wort „heil" in ihrer Berufsbezeichnung behalten haben. Oder andere Therapeuten, die sich zur Zeit mit rasender Geschwindigkeit vermehren. Heiler aller Art. In den letzten Jahren ist es sehr en vogue, sich fernöstlicher Therapien zu bedienen. Haben aber die Heiler, die diese Methoden hier anwenden, die Methoden auch gründlich erlernt, tief verinnerlicht und gelebt, wenn sie sie an Erkrankte weitergeben? Das ist für mich die Voraussetzung. Und dazu kommt meine bange Frage: passt die Methode, die angewendet wird, auch zu dem Patienten und zu seinem Wesen?

Und auch unter der Gefahr, dass ich mich bei meinen Lesern gänzlich unbeliebt mache, frage ich: sind die Heilwege, die beschritten werden, immer verträglich? Passt in meiner Praxis zu Hause Yin und Yang auch zur friesischen Seele meiner Patienten?

Oder halte ich mich lieber an J. H. Schulz[12], den Berliner Psychiater, der aus Göttingen stammt, der das „Autogene Trai-

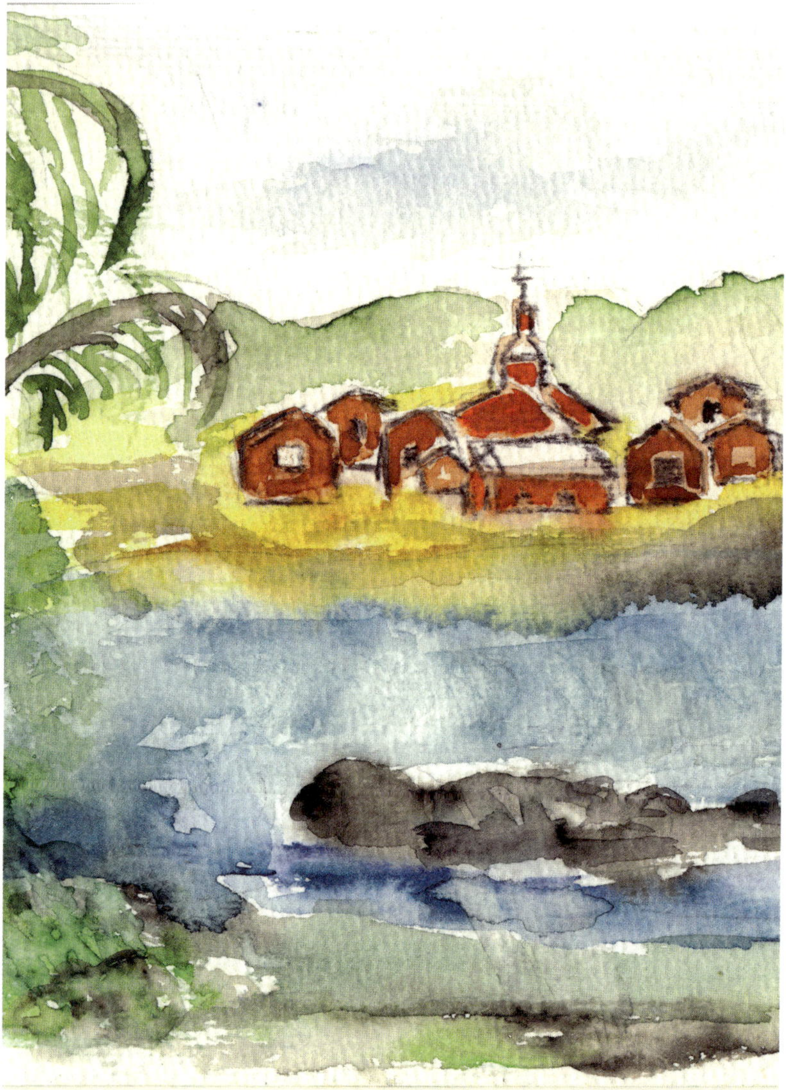

ning" erfunden hat und damit weltweite Beachtung erfuhr? Passt das besser zu uns? Psychische Beruhigung aus Göttingen an Stelle von Yin und Yang aus Fernost!

Die Wochenzeitung Die Zeit[13] setzte unter der Überschrift: „Wehe! Wehe!" vor einigen Wochen eine larmoyante Klage darüber ab, dass alternative Komplementärmedizin zunehmend Zugang in die Lehrpläne der Medizinischen Hochschulen gefunden habe. „ Der Aberglaube frisst die moderne Medizin", heißt es im Untertitel.

„Die deutsche Medizin jedoch schreitet auf dem Weg zurück zur Beliebigkeitsheilkunde ... So bestimmen Laienwünsche neuerdings die Richtung der Medizin. Was kommt als Nächstes? Pendeln, Geistheilen? Dabei gibt es längst eine sanfte Richtung in der Medizin, die es schafft, den Menschen ganzheitlich zu erfassen, inklusive Geist: die Psychosomatik. Doch gerade dieses Fach, das die Wechselwirkung von Physis und Psyche wissenschaftlich ergründet, wird marginalisiert – zugunsten von Zauberkünsten im Dunstkreis von Yin und Yang. Die Hokuspokus-Welle rollt, die Hochschulmedizin ist drauf und dran zu kapitulieren."

Um den Frieden zu bewahren, belassen wir es mal bei dem alten Mediziner-Schlagwort: „Wer heilt hat Recht" und diskutieren an dieser Stelle nicht weiter. Vielleicht können wir uns damit trösten, dass viele Methoden wie Reiki[14], Qigong[15] oder Kinesiologie[16] versuchen, den Menschen auf sich selbst aufmerksam zu machen und zu sich selbst zu bringen.

Doch wie konnten wir Ärzte alles das vergessen, was ich eben als wirksame therapeutische Hilfsmittel benannt habe? Ich will gar nicht sagen „vergessen", sondern mehr „zur Seite gerückt" oder „verstauben lassen".

Ich kann mich noch entsinnen, wie Prof. Dr. Arthur Jores[17] angefeindet und lächerlich gemacht wurde. In seinem Institut habe ich meine Doktorarbeit geschrieben. Arthur Jores war der Nestor der Psychosomatik, dieser sanften Richtung der Medizin, von der Die Zeit eben gesprochen hat. Und er hielt seine Vorlesungen über Körper, Seele und Geist und deren Verbindungen miteinander. Eindrucksvolle Verknüpfungen hat er uns Studenten aufgezeigt. Wie Asthma und Migräne nicht nur in Organdefekten ihre Ursachen haben, sondern in der Seele des Erkrankten und in seinem Lebensumfeld.

Jores versuchte ein Umschalten der Medizin vom Patienten hin zum Menschen. Er stellte die Frage nach dem Sinn der Krankheiten[18].

In den 50er und 60er Jahren des letzten Jahrhunderts waren seine Gedanken bahnbrechend. Galt doch die Frage nach dem Sinn der Krankheiten bis zu dieser Zeit noch als völlig unwissenschaftlich. Die reine kausale Betrachtung eines Defekts war die einzig mögliche. Jores aber sagte damals schon,

> *„dass die naturwissenschaftliche Darstellung nur einen Bereich im Krankheitsgeschehen erfasst, und zwar den Bereich, der im organischen abläuft. Der Mensch ist aber mehr. Das geistige Prinzip durchdringt ihn in allen seinen Teilen, und hier müssen wir die Sinnfrage aufwerfen. Erst dann wird sich uns enthüllen, dass der Mensch in seiner Ganzheit von der Krankheit erfasst wird…“*

Aber diese guten Ansätze wurden überspült von einem maßlosen Siegeszug der Organmedizin, die Unendliches geleistet hat und die sich siegessicher und selbstbespiegelnd darstellt. Angefangen bei einer Diagnostik mit subtilen Methoden der Blutanalyse und den bildgebenden Verfahren. Es war ein Traum für uns junge Internisten, in einen Menschen hineinzuschauen, ohne seinen Körper eröffnen zu müssen. Die Zeit reicht nicht aus, alles aufzuzählen, was zum Beispiel die Kardiologie geleistet hat. Vom ambulanten 24-Stunden-EKG über die Schrittmacher bis hin zu den Stents und all diesen Dingen.

Unerreicht im Wettlauf gegen Krankheit und Tod ist die Chirurgie hervorgetreten mit subtilen OP-Methoden, Transplantationen, Körperersatzstücken, Operationen „durch die kleinen Löcher“, mit verträglichster Narkose.

Es ist gewaltig, was ich alleine in meiner Medizinerzeit alles an Neuem gesehen und erlernt habe. Und welchen revolutionären Strömungen auch ich habe folgen müssen.

Aber auch, welche Probleme dadurch entstanden sind.

Ich will nur daran erinnern, wie es meinen Kollegen gelungen ist, einen Grauschleier über den Anfang und das Ende des menschlichen Lebens zu legen. Wann fängt das Leben an? Ja, sicher nicht mehr mit der Geburt eines Menschen. Aber was wird vor, bei und nach der Befruchtung heute schon alles getan? Wie ordnen wir die Präimplantationsdiagnostik ein?

Und wie ist es am Ende des Lebens? Welcher Tod gilt nun? Der klinische Tod, der Herztod, der Zelltod, der Hirntod? Herrscht hier nicht ein „heilloses“ Durcheinander? Wie ist es möglich, dass Transplantationsmediziner ein lebendes Organ (und nur ein solches können sie verwenden) unter Narkose aus einem Sterbenden herausschneiden und gleichzeitig von einem Leichnam, von einem Toten sprechen, dem sie das Organ entnehmen?[19] „Hirntod“ wird mit dem „Tod des Menschen“ gleichgesetzt. Der „Hirntod“ ist jedoch ein „Organ-Entnahmekriterium“ und keine „Todesdefinition“. Faktisch erhebt jedoch das Gesetz dieses „Kriterium“ zur „Definition“, da der „Hirntote“ formaljuristisch bereits als „Leichnam“ betrachtet wird.[20] Hirntote sind nach einer Definition von Linus Geisler[21], „Menschen, bei denen 97 Prozent ihres Körpers noch leben und nur drei Prozent – nämlich das Gehirn – tot sind“.

Was ist das eigentlich für eine Medizin, die diese Lebensverlängerung so vehement betreibt? Die dem alt und krank gewordenen Leben noch ein paar Tage anflickt. Die aus den letzten Tagen eines Menschen noch ein paar Minuten herauswringt, um sie stolz hinten anzuhängen.

Was ist das für eine Medizin, die auch dazu geführt hat, dass immer mehr Menschen fremdgepflegt sterben, in eigens dafür geschaffenen Einrichtungen, den Krankenhäusern und Altenheimen und Hospizen. Schön, dass wir diese Institutionen haben. Ein Segen. Aber wer von uns möchte dort sterben und nicht im Kreise seiner Lieben zu Hause?

Es sind viele Fragen aufgetaucht, die wir heute hier nicht beantworten können, ja nicht einmal vernünftig besprechen können. Aber es sei mir nach mehr als 40 ärztlichen Jahren erlaubt, beim Thema „Heil und Heilung aus ganzheitlicher Sicht“ auch Überschriften aufzuzeigen.

Nach meiner Beobachtung haben zwei Dinge uns zu dem Ort gebracht, an dem wir Ärzte jetzt stehen. Einer der Gedanken wird Ihnen fremd erscheinen:

Diesen Gedanken zuerst: Die Wissenschaft der Heilkunde war ursprünglich noch universitär bei den Geisteswissenschaften beheimatet. In der Nähe der Theologie. Die Theologie ist die Wissenschaft, die sich mit dem Göttlichen befasst. Auch mit dem Göttlichen in uns. Die sich um die Seele des Menschen kümmert.

Die Trennung der Medizin von den Geisteswissenschaften und ihre Hinwendung zu den Naturwissenschaften hat zwar all die Forschungen und Entwicklungen gebracht, von denen ich vorhin einige benannt habe. Und von denen wir alle massiv profitieren. Die uns ein immer ausgefüllteres, oft wieder schmerzfreies und mobiles Leben ermöglichen. Aber mit großen Opfern. Auf der Strecke geblieben ist oft das Ganzheitliche, die seelische Betrachtung des Krankheitsbildes und des erkrankten Menschen.

Bitte verstehen sie mich nicht falsch. Ich bin sehr stolz auf diese medizinischen Fortschritte und ich bediene mich ihrer tief dankbar, täglich. Ich brauche sie auch, die Schulmediziner, die Fachspezialisten, die Notfallmediziner und Anästhesisten. Auch zum Wohle meiner Patienten. Aber ich sehe auch den Preis dieses Fortschritts.

Und nun noch ein Zweites: Die Medizin ist eine Organheilkunde geworden. Wir haben den Menschen auseinanderdividiert in viele Organe und haben jedem Organ einen Facharzt zugesellt. Ich warte zur Zeit darauf, dass wir einen Facharzt für das rechte Auge bekommen und einen für das linke Auge. Der Facharzt für Ephebologie ist bereits angedacht, der für junge Knaben. Als Ausgleich für den Frauenarzt für Jugendmedizin, der für die jungen Mädchen zuständig ist.

In dieser Vielfalt haben wir den Blick auf die Ganzheit des Menschen verloren. Und wir haben den Menschen krank gemacht. Wenn Sie, der Sie sich völlig gesund fühlen, nacheinander alle möglichen Fachärzte aufsuchen, werden Sie schon auffällig werden. Sie müssen sich nur fleißig untersuchen lassen. „Durchchecken" heißt das.

Was bedeuten die nächtlichen Extrasystolen im Langzeit-EKG? Was bedeutet der Polyp im Quercolon? Was bedeutet der erhöhte HDL/LDL Quotient im Laborstatus? Welchen Krankheitswert haben diese Befunde?

Wenn Sie nur fünf Parameter von einem Menschen messen lassen, mag die Chance, als sogenannter Gesunder herauszukommen, noch relativ groß sein. Sind es 20 Parameter, die Sie untersuchen, sind nicht einmal mehr 40 Prozent gesund. Und bei 60 Parametern ist jeder krank. Ob er sich topfit fühlt oder nicht. Es gilt der alte Spontispruch: „Wenn Du morgens aufwachst und Dir fehlt nichts, bist du entweder tot oder noch nicht gründlich genug untersucht". Ob die Diagnosen der Herren Kollegen Hippokrates und Paracelsus[22] auch so aussahen? Waren damals auch alle Menschen krank?

Wieder meine alte Frage: Was hat sich geändert? Viele Menschen betrachten heute das Leben nur dann als erfüllt und sinnvoll, wenn alles rund läuft wie in einer gut geölten Maschine. Wenn alle Teile des Lebens reibungslos funktionieren. Wenn deren Kontrolle und Beherrschung gelingt. Dann sind sie zufrieden. Das nennen sie gesund. Wenn das nicht so ist, geht man zum Check-up.

Ich glaube, unsere Patienten halten unser ärztliches Diagnosesystem für vergleichbar mit dem der Automobilbranche. Man checkt alles „up“ und weiß dann genau Bescheid. Natürlich hat VW das Wort und den Begriff „Diagnose“ aus der Medizin entlehnt. Aber die Patienten haben von VW das technische Denken übernommen. „Ich muss mal zum TÜV“, sagen sie, wenn sie zur Früherkennungsuntersuchung gehen wollen. Und sie sagen: „Meine Pumpe läuft nicht rund“, wenn sie Herz-Rhythmus-Störungen haben.

Wer so denkt und fühlt, dem ist mit meinen ganzheitlichen Gedanken nicht zu helfen. Wir reden aneinander vorbei. Auch wenn wir vom selben, nämlich von der Gesundheit sprechen. Wer so denkt, kann sich auch niemals ganz gesund fühlen. Irgendwo ist immer etwas „un-rund“. Das sind die Patienten, die auf die ärztliche Frage: „Wie geht es Ihnen?“ sagen „eigentlich ganz gut, Herr Doktor, aber mein Cholesterin und meine Triglyceride sind so hoch, dabei esse ich doch schon Becel-Margarine“. Ich frage dann gerne spöttisch: „Wo spüren Sie denn dieses erhöhte Cholesterin? Wo tun Ihnen denn die Triglyceride weh?“

Ich bin der festen Meinung – und da denken Sie bitte, liebe Zuhörer, an den Anfang meines Referates –: ich bin der festen Meinung, dass der Mensch vom Wesen her innerlich heil ist. Die Oberfläche ist ein bisschen angekratzt bei den meisten von uns, besonders uns älteren Menschen. Und erst recht bei den Kranken. Tiefe schmerzende Kratzer sind es bei denen oft.

Aber vom Wesen her sind wir innen drin, unter diesen Kratzern heil. Unschuldig und als vollständig lebensfähiger Mensch sind wir geboren worden. Das Leben hat die Kratzer gebracht. Gebrauchsspuren. Zum großen Teil sind wir daran selber schuld. Oft haben wir uns selbst geritzt. Aber wir sind im Inneren heil. Wenn das so ist, liegt hier der Schlüssel zum Gesundwerden. Und zugleich ein Auftrag.

Denn dann hätten wir die Aufgabe und die Pflicht, bei jedem Kranken, den wir heil machen sollen, dieses Angekratzte zu erkennen, richtig einzuordnen, in seiner Wertigkeit zu erfassen, es dem Patienten bewusst zu machen und nach allen Möglichkeiten der heutigen modernen Medizin zu lindern.

Gleichzeitig aber hätten wir die dringende Pflicht, seinen heilen Kern zu entdecken, ihn frei zu machen von allen Verschüttungen und Verkrustungen. Und danach den heilen Kern dem Patienten zu zeigen, ihn ihm bewusst zu machen, ihn zu pflegen und zu stärken. Das könnte manche Krankheit erträglich machen, in einem großen Maße. Ich meine wirklich erträglich, dass der Kranke die Krankheit tragen kann. Und sich nicht nur behindert, belästigt und ausgegrenzt fühlt.

Werner Bergengruen[23], einer der großen und leider etwas vergessenen deutschen Dichter, hat von diesem inneren Heilsein gewusst. Er hat es einmal in einem Gedicht ausgedrückt. Er hat es zwar für die Erde, für den Makrokosmos geschrieben. Genauso kann man es für den Mikrokosmos und den Menschen anwenden, so empfinde ich es. Das Gedicht lautet:

Wisse, wenn in Schmerzesstunden
Dir das Blut vom Herzen spritzt,
Niemand kann die Welt verwunden.
Nur die Schale ist geritzt.
Tief im Innersten der Ringe
Ruht ihr Kern, getrost und heil.
Und mit jedem Schöpfungsdinge
Hast du immer an ihm teil.

An dieses Heilsein glaube ich. Und wenn es uns gelänge, uns Therapeuten, diesen heilen Kern im Innersten eines jeden Menschen zu sehen und ihn dem Erkrankten zu zeigen, ihn diesen Kern spüren zu lassen, dann hätten wir ein großes Stück zur Heilung beigetragen.

Und in diesem heilen Kern sehe ich eine Seele, die ursprünglich als schön und entfaltungsreich angelegt ist. Ein Gemüt, das in unendlich vielen Dingen mitschwingt. Und einen Geist, der den Menschen „be-geistert" und zu den höchsten Höhenflügen tragen kann.

Wenn wir den Kern wiederfinden und sichtbar machen, wäre es möglich, dass ein Kranker mit seiner Krankheit leben kann, weil er sich nicht isoliert krank fühlen muss, sondern weil er weiß und fühlt, dass ein wesentliches Stück von ihm selbst gesund ist. Und dieses Stück braucht er, um all die negativen Auswirkungen des Krankseins selbst zu bekämpfen.

Jetzt endlich, zum Ende meiner Ausführungen, kommt das, was einige sicher schon lange erwarten, die Definition, was eigentlich Gesundheit und Krankheit ist. So wie es die WHO definiert.

> *„Gesundheit ist ein Zustand vollkommenen körperlichen, geistigen und sozialen Wohlbefindens und nicht allein das Fehlen von Krankheiten und Gebrechen."*

Wegweisend ist, dass die WHO auch geistiges und soziales Wohlbefinden als Bestandteil des Gesundseins fordert.

Und wie wird Krankheit definiert? Bei den Gesetzlichen Krankenversicherungen[24] heißt es so:

> *„Krankheit ist ein objektiv fassbarer, regelwidriger, anomaler körperlicher oder geistiger Zustand, der die Notwendigkeit einer Heilbehandlung erfordert und zur Arbeitsunfähigkeit führen kann."*

Nun, das ist eine technische Formulierung. Aber auch die Behörden haben das seelisch belastende Moment der Krankheit erkannt und erfasst: in einem Papier zur betrieblichen Gesundheitsförderung[25] heißt es zu diesem Thema:

> *„Krankheit beinhaltet mehr als nur körperliche Fehlfunktion oder Schädigung. Auch beschädigte Identität oder länger anhaltende Angst- oder Hilflosigkeitsgefühle müssen wegen ihrer negativen Auswirkungen auf Denken, Motivation und Verhalten, aber auch auf das Immun- und Herz-Kreislaufsystem als Krankheitssymptome begriffen werden."*

Also klare Folgerung: ganzheitliche Behandlung. Erfassen von Körper, Seele und Geist.

Etwas allerdings fehlt in den vorhin genannten Definitionen vom Kranksein und Gesundwerden: die Eigenverantwortung des Patienten. Nirgends ist sie genannt. Und dabei ist sie doch so wichtig für die Gesundung eines kranken Menschen.

Oft und meist sogar schon beim Entstehen einer Krankheit. War es die Überarbeitung, die zum Hörsturz führte? Oder: war es nicht Unachtsamkeit, die zum Stolpern und zum Sturz mit Handgelenksbruch führte? Ist es das Fastfood-Essen, das die Magen-Darm-Empfindlichkeit unterhält? War es die unpassende Bekleidung, die den Erkältungsinfekt auslöste?

Es ist die Eigenverantwortung, die wir Ärzte vom Patienten fordern müssen, um ihn gesund und heil zu machen. Gegen seinen Willen können wir niemanden heilen. Und mit seinem festen Willen gesund zu werden wird es leichter und schneller gelingen. Dazu ist es auch erforderlich, dass der Patient sich mit der Krankheit und den Krankheitsursachen auseinandersetzt. Dass er seine Krankheit annimmt. Und dass er nötigenfalls lernt, in Zukunft mit seiner Krankheit zu leben.

Das Erkennen der Eigenverantwortung führt zum mündigen Patienten, zu dem, der seinen Mund benutzt und fragt und sich informiert. Das beobachten wir ja immer mehr. Für Ärzte war das Aufwachen des mündigen Patienten in den letzten zwei bis drei Jahrzehnten oftmals ein schmerzhafter Prozess. Sie mussten sich daran gewöhnen, gefragt, beurteilt und überprüft zu werden.

Ich kann mich noch genau an einen kleinen Patienten in meiner Praxis erinnern. Vor vielen Jahren. Er war, so habe ich es in meiner Erinnerung, mein erster mündiger Patient. Nennen wir ihn einmal Henning. Er war etwa 8 Jahre alt und hatte Husten. Ich bat ihn freundlich, sich auf die Untersuchungsliege zu setzen und schon einmal sein Hemd auszuziehen, damit ich seine Lunge abhorchen konnte. Darauf drehte er sich zu seiner Mutter und sagte: „Helga! Der Typ hat gesagt, ich soll mein Hemd ausziehen. Soll ich das machen?“ Ich wusste, jetzt hat eine neue Zeit begonnen.

Und nun zum Schluss noch einmal die Frage: Wie gelingt heilen?

Natürlich gibt es kein Patentrezept, wie das zu machen ist: Zu unterschiedlich sind die Menschen. Zu unterschiedlich sind die Krankheiten und die Störungen. Zu unterschiedlich reagieren Menschen auf eine Behandlung ihrer Seele. Zu unterschiedlich ist das Lebensumfeld, der Lebensentwurf.

Aber eins ist klar: der Therapeut, der einem Erkrankten helfen will, der ihn heil machen will, muss mit großer Empathie sich all dieser Dinge annehmen: der Krankheit und der Störung, des Lebensentwurfs und des Lebensumfelds, der Seele und des Geistes. Und er muss das, wie es heute heißt, „auf Augenhöhe“ tun. Das beinhaltet das Wort Empathie. Auf Augenhöhe, mitschwingend, einfühlend.

Monika Renz[26] Musiktherapeutin an der Psychoonkologie in St. Gallen sagte in einem Vortrag:

„Wie Heilung (wirklich) geschieht, woher sie kommt, welches die Kraft hinter allem ist, die das Neue gebiert, das wissen wir alle nicht. Wir kreisen um ein äußerstes Geheimnis, können glauben, oder nicht glauben, hoffen oder verzweifeln, in beidem bleiben wir Menschen...“

Ein altes Sprichwort, das in Abwandlung in verschiedenen Kulturen unserer Erde zu Hause ist, sagt:, Der Mensch ist die Therapie des Menschen“. Das heißt: auch seine Heilung.

Werteverfall, Werteverlust oder Wertewandel

Ist das Zusammenleben der Menschen bedroht?

Vortrag auf der GGB-Herbsttagung in Lahnstein am 29. Oktober 2010

Mein Großvater war Bäckermeister. Innungsobermeister der Bäckerinnung in Masuren. Konservativ. Politisch nahe der Zentrumspartei, liberal, in der Mitte. Sozial engagiert. Mitglied im Stadtrat. Angesehen in meiner Geburtsstadt, obwohl er erst als junger Handwerksgeselle in diese Stadt kam. Fleißig war er, fachlich anerkannt, kompetent. Und sparsam.

Seine Tochter, meine Mutter, wurde noch mit körperlicher Strafe bedroht, weil sie ihre Turnschuhe in einem Stück Papier einschlug, das aus dem Bäckerladen stammte und zum Einpacken von Brot vorgesehen war. Verschwendung! Ihr Bruder, mein Patenonkel, wurde abgestraft, weil er in einem anderen Geschäft Süßigkeiten gekauft hatte und hatte „anschreiben" lassen. Nicht die Süßigkeiten waren der Grund für die Strafe, sondern „das Anschreibenlassen".

Als mein Großvater 1926 genügend Geld angespart hatte, ließ er ein eigenes Haus erbauen. Unten war das Ladengeschäft, ein Café und die Backstube im Anbau. Daneben wurde eine Wohnung für die Familie eingerichtet. Das Obergeschoss wurde vermietet. Bis auf Kleinigkeiten wurde das Haus bar bezahlt. „Auf Pump“ gab es nichts.

Meine Mutter konnte berichten, wie sorgfältig die Mieter für die Wohnung oben von ihrem Vater ausgesucht wurden. Es waren „anständige“ Leute, das hat sie immer betont. Darauf achtete ihr Vater, auf anständige Leute.

Was hätte mein Großvater zu mir, seinem Lieblingsenkel gesagt, wenn ich ihm als Nachmieter eine geschiedene Frau mit neuem Mann und Patchwork-Familie angeboten hätte? Oder gar ein bekennendes homosexuelles Paar? Oder einen Mann mit Migrationshintergrund, in Asien geboren, Eltern unbekannt?

Was hätte mein Großvater gesagt, wenn ich ihm hätte erzählen können, dass ich am Ende meiner beruflichen Zeit in unserem schönen Deutschland lebe und unsere Kanzlerin, unser Außenminister und unser Gesundheitsminister zu den eben angeführten Gruppen gehören!?

Er hätte das gesagt, was ich heute von manchen meiner Altersgenossen höre: „Ich verstehe die Welt nicht mehr! Da komme ich nicht mehr mit!“ Und: „Wo bleiben die konservativen Werte!“

Und ich hätte ihm sagen müssen, dass unsere „Ministerin für Familie, Frauen, Senioren und Jugend“, die 32-jährige Frau Kristina Köhler kurz nach ihrem Dienstantritt gesagt hat, sie werde sich intensiver für die gleichgeschlechtlichen Partnerschaften einsetzen. Und dass sie es damit begründet, „dass in homosexuellen Partnerschaften konservative Werte gelebt werden.“[27] Einen modernen Konservativismus vertritt die neue Ministerin, indem sie auch in der Schwulen-Ehe mehr „traditionelle Werte“ bemerkt, schreibt die Presse[28].

Wir brauchen also gar nicht so weit zurückzugehen, um merkwürdige Verschiebungen auf der Skala unserer Werte zu bemerken. Schauen Sie sich mal die erstaunten, ungläubigen und etwas spöttisch verkniffenen Gesichter meiner Kinder an, wenn ich ihnen erzähle, dass ihre Mutter, meine liebe Frau, in Hamburg eine Studentenbude bewohnte, in der Herrenbesuch nach 22 Uhr verboten war. Das war damals Mitte der 60er Jahre selbstverständlich. In ihrer ersten Studentenbude, ein paar Jahre vorher, war Herrenbesuch generell verboten. Meine Zimmerwirtin war etwas liberaler. „Na, und was habt ihr dann gemacht?“ fragen die Kinder. „Alles vor 22 Uhr erledigt?“

Haben Sie keine Angst, liebe Freunde, ich will Sie nicht mit Anekdoten volladen zum Thema Wertewandel. Obwohl mir das, wie sie vermutlich wissen, nicht schwer fiele. Auch will ich nicht in diesen bekannten Tenor verfallen: früher war alles doch so viel besser. Da gab es noch Sitte und Anstand. Da gab es noch Recht und Ordnung.

Genauso wie die Klage: „Ich verstehe die heutige Welt nicht mehr“ gab es schon immer diese Klage über den Verfall der Sitten. Berühmt sind Schreiben des Herodot und des Sokrates. Wir mussten solch einen Text in der Schule im Lateinunterricht übersetzen. Schlimm, wie die Schreiber vor 2000 Jahren die Jugend beschreiben. Alle Werte haben die Youngsters damals über den Haufen gekippt. Gänzlich verroht, verlottert, zügellos waren sie, schreibt Herodot. Ein Fall für Jugendamt und Jugendpsychiatrie.

Werte, so scheint es, sind ständig im Wandel. Und sie haben eine geringe Halbwertzeit. An kaum etwas kann man das so gut darstellen wie an der Einstellung zur Familie. Gerade die gesellschaftlich-kulturellen Veränderungen des Familienbildes führen dazu, dass wir von einem raschen Wertewandel sprechen.

Aber auch in vielen anderen Lebensbereichen außerhalb der Familie sind diese Veränderungen nachweisbar. Wie zum Beispiel die Einstellung zum Lebensalter, zum Verhältnis zwischen den Generationen, zur Arbeitswelt, zur Religion, zur Sexualität, zum Umgang miteinander.

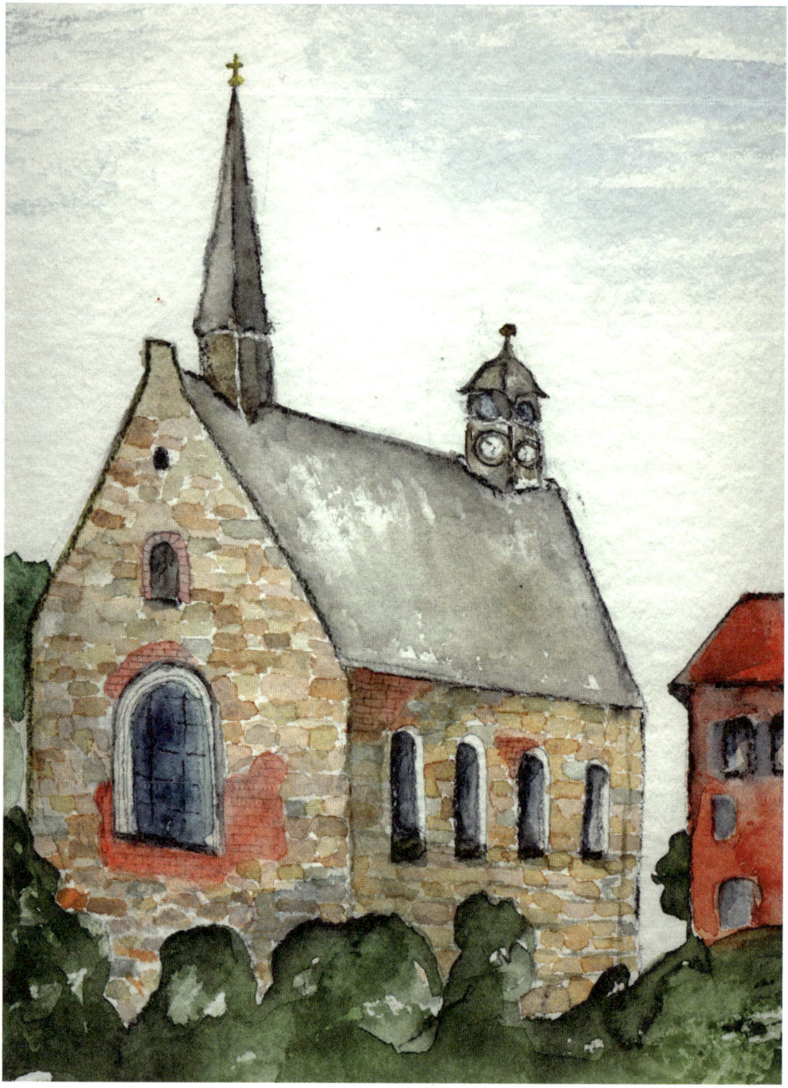

Und zwar ändern sich die Werte mit einer Geschwindigkeit, die wir heute nur noch mit dem Wort „rasend“ beschreiben können. Rasend deshalb, weil sich in der Menschheitsgeschichte diese gesellschaftlich-kulturellen Grundlinien bisher nur sehr zögerlich entwickelten. Und nur sehr langsam änderten. Werte blieben viele Generationen lang als vorbildlich, als erstrebenswert, als festgemauert und unerschütterlich. Und kein Zeitgeist erzwang eine Änderung. Wir werden darüber noch nachdenken müssen. Auch ob es nur eine Veränderung ist, ein Wandel, also eine „Um-Wertung“, das müssen wir untersuchen. Oder ob es sich bei diesen Beobachtungen um einen Verfall der Werte handelt. Um einen Niedergang. Also um eine „Ab-Wertung“.

Bleiben wir noch einen Moment bei dem Thema „Familie“. Große Umbrüche sind hier in den letzten Jahren zu verzeichnen. Die Struktur des geschlossenen Familienverbandes, wie wir es aus Erzählungen unserer Vorfahren aus den letzten 200 Jahren kennen, hat sich radikal gewandelt. Weg vom Haus, in dem eine Familie mit mehreren Generationen miteinander unter einem Dach lebte. Weg von der Großfamilie mit vielen Kindern und Großeltern. Hin zum Apartment des individualistischen Single. 52 Prozent aller in Hannover offiziell gemieteten Wohnungen sind von Singles gemietet. Ob sie auch so bewohnt sind, ist eine andere Frage. Und ob die Bewohner als Mitglieder einer in Einzelpersönlichkeiten zerbröselnden Gesellschaft glücklich sind, ist eine weitere Frage.

Vielleicht ist Ihnen eben schon aufgefallen, dass das verschwundene Bild der mehreren unter einem Dach lebenden Generationen jetzt wieder als Wunschmodell aufgetaucht ist: das Mehrgenerationenhaus. An vielen Orten sind solche Häuser in Planung oder schon gebaut. Henning Scherf hat ja darüber bei einer GGB-Tagung berichtet.[29]

Jetzt aber sind diese Häuser gefüllt mit Menschen, deren Beziehung nicht mehr eine verwandtschaftliche ist. Verwandtschaftliche Beziehungen sind erzwungen und oft nicht harmonisch. Als Verwandter hat man Verpflichtungen, die oft nur unter Zwang erfüllt werden können. In den jetzt gebauten Mehrgenerationenhäusern leben Menschen zusammen, deren Lebensentwurf und deren Neigungen zueinander passen. Und damit entspricht diese Lebensgemeinschaft auch wesensmäßig mehr dem heutigen Lebensgefühl. Das ist Wertewandel durch Neuschöpfung!

Gerne beklagen wir in diesem Zusammenhang auch den Verlust von Ehe und Familie und den damit verbundenen Verlust an haltgebenden Werten. Doch schauen wir einmal nach, ob es dafür heute andere Formen des Zusammenlebens gibt, die diesen Verlust ausgleichen. Welche Formen der mehr oder weniger verbindlichen Zusammengehörigkeit haben Menschen heute gefunden?

Schon frühzeitig, beim Discobesuch der heranwachsenden Jugendlichen zeigt sich eine gewisse Partnerschaftsbindung und Treue. Noch mit aller Offenheit. Aber Verlässlichkeit und Verantwortung füreinander wird hier schon geübt. Bei den Tanzvergnügungen während meiner Jugendzeit hat es das nicht gegeben.

Früher gab es die Verlobung. Sie legitimierte öffentlich ein noch partnerschaftliches Verhältnis zweier Menschen. Heute gibt es an ihrer Stelle verschiedene Formen einer „vorehelichen Monogamie". Als eine Art Ehe auf Probe. So jedenfalls beobachtet es die bekannte Familiensoziologin Ingeborg Weber-Kellermann[30].

Hier, und ganz besonders hier, haben sich unsere Wertvorstellungen gewandelt. Die Befreiung der Sexualität aus einem verklemmten, muffigen Raum war ja nach unserer jetzigen Auffassung dringend nötig. Die sogenannten 68er und allerlei Flowerpower-People haben damals versucht, die Befreiung von engen Regeln vorzuleben. Die „Pille" machte es möglich. Dieser Aufbruch wirkte etwas künstlich und extrem übertrieben. Er kam zu plötzlich. Aber es war eine deutlich erkennbare Wende. Und es folgte dann langsam eine gewisse Natürlichkeit und Selbstverständlichkeit. Und es bildeten sich neue Wertvorstellungen in unserem Umgang mit der Sexualität.

Und wie so oft bei einem Wertewandel ging das nicht reibungslos. Und es blieb nicht bei einem allgemein akzeptierten Maß stehen. Sex ohne Liebe als reine Freizeitbeschäftigung ist an amerikanischen Hochschulen heute ein Alltagspielchen. Und nicht nur dort. Die Befreiung aus dem engen Raum sucht sich ein weit offenes Feld ohne Grenzen.

Frauen haben da einen besonderen Wertewandel mitgemacht. Sie warten nicht mehr auf den nächtlichen Liebhaber, dem sie verschämt ihr Kammerfenster auflassen. Sie sind vielfältig auch allein spät abends unterwegs und im Konsum von Sex und Beziehungen oft genauso erfahren wie Männer.

Aber das Pendel schwingt aus dieser Libertinage auch schon wieder zurück. In der Twilight-Saga[31] der amerikanischen Jugendbuchautorin Stephenie Meyer, geboren 1973 in Connecticut, bezwingt ein bildschöner junger Vampir seinen Durst auf Menschenblut. Er zwingt sich zur Enthaltsamkeit und verschont die geliebte junge Frau mit seinem Biss. Millionen Mädchen stehen im Bann dieser vierteiligen Romanserie.[32]

Die Professorin Theresia Heimerl von der Uni in Graz untersucht dieses Opus mit ihren Studentinnen[33]. Sie beobachtet eine Sehnsucht der jungen Mädchen nach einem Partner wie diesem Vampir, der seinen Trieb aus Liebe bändigt. „Ich hätte ihn gleich nach dem zweiten Band geheiratet“, sagt eine der jungen Studentinnen. Sie erfühlen und ersehnen heiß und diskutieren cool Themen dieser Saga, wie Leben, Tod und Verdammnis, voreheliche Enthaltsamkeit und ewige Liebe.

Die altmodische Tugend der permanenten Selbstüberwindung, des Triebverzichts wird episch ausgebreitet. Zuletzt las man das in Aufklärungsbroschüren der 70er Jahre. Es ist der

Moralismus des 19. Jahrhunderts, der hier wiederersteht. Diese Gedanken verraten die Autorin als Anhängerin der Mormonen, die diese „Tugenden“ noch heute vertreten. Sind es wirklich Tugenden?

Die ewige Liebe mit einem vor allem Unbill beschützenden Schönling und dessen ewige Treue werden verherrlicht. Sie erhalten metaphysische Qualitäten.

Spätestens seit der aufklärerischen Arbeit der Feministinnen wissen wir, dass es beides nicht unbegrenzt gibt: ewige Liebe und ewige Treue. Doch schon die nächste Generation, die Töchter dieser Frauenbewegung von damals, schwärmen heute wieder dafür. Theresia Heimerl bemerkt dazu: „Die Lebenswirklichkeit der weiblichen Jugendlichen steht in kaum überbietbarem Kontrast zum hingehauchten Kuss und Heiratsantrag des Vampirs ...“

Welche Vorbilder beeinflussen und prägen denn unsere Heranwachsenden?

Jugendliche im 21. Jahrhundert sind pragmatisch. In einem Wertecocktail mischen sie, was ihnen passend erscheint: Fleiß und Macht, Familie und Sicherheit, Kreativität und Lebensstandard. Alles geht gleichzeitig. Der Nachwuchs stellt sich persönlichen und gesellschaftlichen Herausforderungen. Er will seine Probleme selbst lösen. Bemerkenswert ist auch das Bedürfnis, den beruflichen Erfolg und das private Glück mit gesellschaftlichem Engagement zu verbinden. Auffällig ist eine tiefe Sehnsucht nach Werten.[34]

Neue Trends verbreiten sich schnell. Von den Medien aufgegriffen werden sie rasch zum Mainstream geformt. Das langsame Heranwachsen einer Jugendkultur ist so fast unmöglich. Die Jugendkultur ist heute deshalb kleinteilig und schnelllebig. Sie ist medienabhängig. Wie weit ist sie Vorbild?

Sie steht nicht an erster Stelle, diese von Medien geformte „Kultur“. Vorbilder sind nicht primär die virtuellen Leitfiguren aus Fernsehen und Internet. Leibhaftige Freunde sind unseren

Jugendlichen wichtiger. Freunde haben einen großen Einfluss auf Heranwachsende. Neben dem Elternhaus sind es vorwiegend die Freunde, die das Verhalten der Jugendlichen mitbestimmen. Mit 90 Prozent ist ihr Einfluss noch deutlich höher als der von Geschwistern (84 %) und von Schule und Lehrern (82 %). Fernsehen (76 %) und Internet (60 %) liegen abgeschlagen weiter hinten. Das ergab eine Befragung im Frühjahr diesen Jahres.[35]

Jugendliche oder Studenten heiraten zwar eher selten während ihrer Ausbildungszeit, aber sie ziehen oft in Wohngemeinschaften ein. Dort finden sie einen familienähnlichen Verband. Er verspricht ihnen Halt und gewährt gleichzeitig Schutz und Fürsorge. Das geht bis zu einer psychologischen Notfallseelsorge innerhalb dieser WG. Sie wird von den Mitgliedern der WG selbstverständlich geleistet und als solche sicherlich oft gar nicht bemerkt. Aber gerade diese psychologische Betreuung haben die Jugendlichen zu Hause in ihren oftmals nicht mehr intakten Familienverbänden vermisst. Neue Werte sind hier entstanden.

Ich weiß noch, wie ungewöhnlich unsere WG in Heidelberg während meines Studiums in den 60er Jahren gefunden wurde. Wir waren eine lose Gemeinschaft. Aber wir hatten schon ein gemeinsames finanzielles Budget. Wir hatten Regeln, die zu beachten waren und haben Achtsamkeit, Toleranz und gegenseitige Rücksichtnahme, wechselseitige Verantwortung geübt. Das waren zum Teil neue Werte, die wir dabei kennengelernt haben, und die wir bisher oft noch nicht beachtet hatten und die nun eingeübt werden mussten, in einem neuen Lebensmodell. Werte, die geprägt haben für das weitere Leben.

Dass die Gemeinschaft der Menschen miteinander lebenswichtig und gesunderhaltend ist, haben wir alle wohl gewusst und verstanden. Jetzt haben wir es auch schriftlich. Eine Analyse von rund 150 Studien zum Sterberisiko von über 300 000 Menschen in westlichen Ländern beweist es.[36] Danach ist Einsamkeit, was die Lebenserwartung angeht, etwa so schädlich wie Rauchen und Fettsucht. Menschen mit gutem Freundes- und Bekanntenkreis haben eine längere Lebenserwartung als Männer und Frauen mit geringem sozialen Umfeld.

Den Wert der Gemeinschaft haben Menschen schon immer erkannt und gepflegt. Ich habe eben gezeigt, dass er nicht verloren ist, sondern sich gewandelt hat. Es sind neue Formen entstanden, in denen diese Gemeinschaft weiter gepflegt wird. An sich aber ist er ein bleibender Wert.

Beim ökumenischen Kirchentag in München in diesem Jahr hat mein Oldenburger evangelischer Bischof Jan Janssen, Deutschlands jüngster Bischof, mit dem Grünen Politiker Cem Özdemir auf einem Podium diskutiert. Es ging um den Wert „Vertrauen". Und es ging darum, wie Vertrauen im Menschen entsteht. Und wie es gepflegt werden muss. Und welche Bedeutung es hat. Diese Diskussion war wegen der Missbrauchsskandale hochaktuell und wichtig.

Dass Jugendliche angesichts der Krisen heute kaum noch wüssten, wem sie vertrauen könnten, könne er gut verstehen, sagte der Bischof. Das gelinge aber nicht über Medien, sagte er weiter. Sondern nur über persönliche Begegnungen und Gespräche. Die persönlichen Kontakte seien notwendig, um Vertrauen wachsen zu lassen. Und dieses Vertrauen brauche man, um aktuelle Krisen zu überwinden.[37]

Wichtig sei zunächst die Einstellung, sich selbst zu vertrauen. Und um das zu stärken, rät Bischof Janssen den Jugendlichen, ein Ehrenamt zu übernehmen, wo auch immer. In dem Ehrenamt können Jugendliche sich beweisen. Sie können sich in ihren Fähigkeiten zeigen. Und daran wachsen sie schließlich. So entstehen Wertvorstellungen.

Der Hirnforscher Manfred Spitzer sagt sogar, ein Ehrenamt sei so gesundmachend, dass es in manchen Fällen zusätzliche Medikamenteneinnahme ersetzt. So helfe es bei Bluthochdruck, erhöhtem Blutzucker oder bei erhöhten Blutfetten[38].

Dazu eine private Anmerkung von mir: Das mag ja sein, wenn man ehrenamtlich in Lahnstein bei der GGB arbeitet und dabei, wie selbstverständlich, vollwertiges Essen erlernt!

Die Frage nach dem ehrenamtlichen Engagement ist eine der zentralen Fragen im Einstellungsgespräch, sagte mir Herr Rossmann, Inhaber einer großen Drogeriekette.[39] Das vorgelegte Schulzeugnis ist zweit- oder drittrangig. Die meist als besondere Kenntnisse vom Bewerber angepriesenen Computerkenntnisse sind unbedeutend. Obwohl sie oft die einzigen vorzeigbaren Besonderheiten sind. Beim Computer wird hausintern nachgeschult. Im ehrenamtlichen Engagement sich bewähren, das bringt Werte, die für die Persönlichkeit entscheidend wichtig sind. Das zählt bei der Einstellung ins Arbeitsleben. Da wird gefragt: „Was hast du getan? Feuerwehr? DLRG? Jugendgruppe? Rotes Kreuz? Kirchenamt?"

Werte tragen eine Gemeinschaft. Sie liegen damit außerhalb des Menschen. Tugenden nennt man die Eigenschaften, die die Werte in einem Menschen binden und die dieser Mensch dann leben kann und die an ihm zu spüren sind. Tugenden kann man erwerben, man kann sie erarbeiten, man kann sie pflegen. Sie sind auch und gerade bei ehrenamtlichem Engagement reichlich zu erwerben. Tugenden wie Wahrheitsliebe, Wertschätzung, Achtsamkeit, Maßhalten, Toleranz und Gelassenheit üben. Aber auch Werte wie Liebe, Hoffnung und Vertrauen bilden sich dann, von denen die Menschen profitieren. Und die hält der Dalai Lama für die wahren Werte des Menschen.[40]

Elisabeth Noelle-Neumann[41], die alte Dame der Meinungsforschung sagte voraus, was geschieht, wenn dieses ehrenamtliche Engagement fehlt. Sie sah eine Abnahme von Gemeinschaftssinn und Bindungsfähigkeit der Menschen. Die traditionellen bürgerlichen Pflichten, die sogenannten „preußischen Tugenden" werden immer mehr abnehmen. Das geschieht ihrer Meinung nach dadurch, dass die Individuen sich

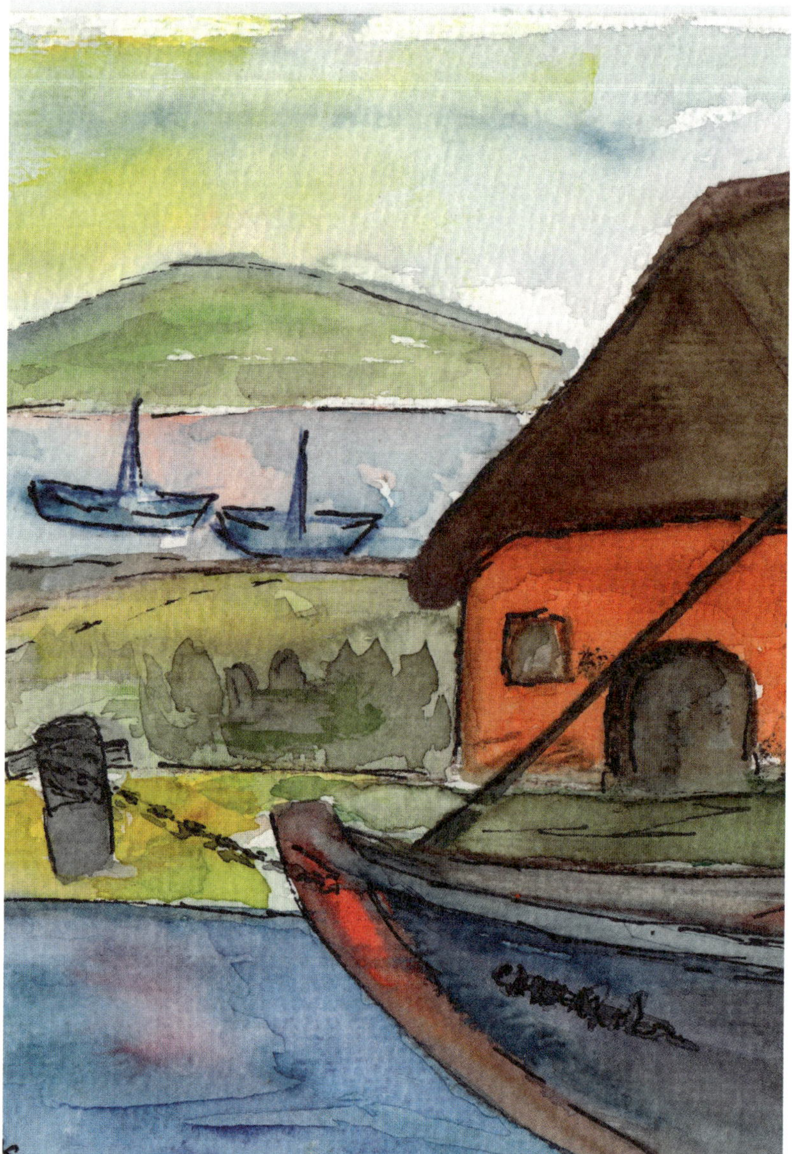

lieber selber entfalten, als sich für das Allgemeinwohl einzusetzen. Als Folge sieht sie gesellschaftliche Auflösungserscheinungen.

Dadurch schwindet die Bindung des Menschen an Religion und Kirche. Und dadurch sind auch die Menschen immer weniger bereit, Einschränkungen der individuellen Freiheit hinzunehmen. Solche Einschränkungen sind aber nötig in einer pluralistischen Gesellschaft. Und die tradierten Tugenden wie Höflichkeit, gutes Benehmen, Pünktlichkeit, Ordnungsliebe, Sauberkeit, Sparsamkeit werden weiter abnehmen, sagt Frau Noelle-Neumann. Gleichzeitig wird die bürgerliche Leistungs-Ethik schwinden durch eine zunehmende Freizeit-Orientierung.

Sieht Frau Noelle-Neumann zu schwarz? Erkennt sie nicht den Wandel?

Die große Meinungsforscherin sieht als Ausweg aus dem beklagten Werteverfall vorwiegend eine stärker werte-orientierte Erziehung und eine Änderung der öffentlichen Meinung. Diese wiederum, so muss ich ihr vorwerfen, entsteht nicht nur aus sich selbst durch das Zusammenleben der Menschen, sondern wird stark von den Medien als Sprachrohr verschiedenster Interessengruppen beeinflusst. Sie ist daher leicht manipulierbar. Und das erleben wir leider oft genug.

Junge Menschen haben aber noch kein rechtes Verständnis dafür, dass es notwendig ist, diese Tugenden zu erwerben. Sie experimentieren noch mit ihrem Leben. Sie wenden sich zunächst gegen die Lebensweise ihrer Eltern und Vorfahren. Und gegen den Katalog mit Anweisungen und Vorschriften für ihre Lebensführung. Sie rebellieren gegen alles Etablierte. Einen positiven Zugang zu Traditionen, zu ihrem eigenen Platz in der Familiengeschichte oder gar zu ihrem Platz in der Gesellschaft dürfen wir noch nicht erwarten.

Haben sich nun alle unsere Werte gewandelt?

Überprüfen wir es an einem Beispiel: Heiraten zwei Nochstudierende, so sprechen wir auch heute wie vor 100 Jahren von einer „Frühehe“. Dabei folgen zwei erwachsene Menschen ihrem Wunsch nach Selbstständigkeit und gemeinsamer Verantwortung. Es zeigt sich deutlich, dass wir auch heute noch als Bewertungsmaßstab für die Familiengründung die finanzielle Unabhängigkeit vom Elternhaus fordern. Dem ökonomisch ungesicherten Partner sprechen wir die Reife ab. So wie früher, als finanzielle Abhängigkeit vom Elternhaus ein Ehehindernis war. Wir schreiben also unsere bürgerlichen Maximen der Vergangenheit in diesem Fall unverändert bis in die Gegenwart fort

Sehen wir uns ein anderes Beispiel an, wo der Wertewandel sich positiv zeigt. Was früher, noch zu meiner Schulzeit, eine gesellschaftliche Katastrophe war, ein „uneheliches“ Kind, ist heute gesellschaftsfähig. Gut so, wenn die Gesellschaft es trägt. Und wenn sie Mutter und Kind liebevoll aufnimmt und sich um die Versorgung kümmert.

Die oft wahrgenommene Gleichung: Unehelich geboren heißt bei einer alleinerziehende Mutter aufwachsen, stimmt aber nicht mehr. Der Trend junger Paare zu einem Zusammenleben ohne Trauschein führt dazu, dass unehelich geborene Kinder heute oft bei der Mutter und (dem erzeugenden) Vater leben. Fast die Hälfte der Ostfrauen (45 %) und ein Viertel der Westfrauen (25 %) leben bei der Geburt ihres ersten Kindes mit ihrem Partner in nichtehelicher Gemeinschaft. Wirklich alleinerziehend sind im Osten nur 20 Prozent, im Westen 12 Prozent.[42]

Und genau das wollte ich zeigen: Es sind neue Ordnungen, die sich gebildet haben. Und diese Ordnungen haben erkennbare, nachvollziehbare Regeln.

Unsere früheren Wertvorstellungen scheinen manchmal verwässert zu sein, pervertiert, auf den Kopf gestellt oder sogar verschwunden. Neue Werte sind etabliert.

Wenn wir diese neuen Ordnungen genauer anschauen, sehen wir keinen wesentlichen Verlust an Werten, obwohl wir diesen Verlust gerne so vehement beklagen. Es ist dazu allerdings notwendig, Werte auf ihre menschengerechte Struktur hin zu prüfen. Und auf ihre mitmenschliche und gesellschaftspolitische Wirkung hin. Und dann müssen wir die vorhandenen oder umgewandelten Werte mit unserem momentanen Lebensgefühl abgleichen. So betrachtet finden wir kaum einen Verlust, der nicht durch Neugewinn von anderen Werten ausgeglichen ist. Oder sogar verbessert worden ist. Es ist also keine Abwertung der Werte zu beklagen sondern eher eine Umwertung vieler Werte festzustellen.

Einen Verlust glauben wir nur dort zu erkennen, wo wir heutige Lebensformen mit den Maßstäben von früheren Zeiten bewerten.

Ich versuchte zu zeigen, dass die Werte, deren Verlust wir glauben beklagen zu müssen, oftmals umgewandelt sind in haltgebende neue Werte. Sie passen besser in unseren heutigen Lebensablauf. Also zum Beispiel der beklagenswerte Verlust der Großfamilie – dafür gibt es aber neu entstandene kleinere Lebensgemeinschaften mit gemeinschaftsstiftender und haltgebender Struktur.

Gleichzeitig wird aber auch ein Opfer gebracht: Wo bleiben die Kinder von beiderseits arbeitenden Eltern? Ist die Fremdbetreuung und Erziehung in Kindertagesstätten ein vollgültiger Ersatz für die Familie? Was geben wir auf? Was gewinnen wir? Was nehmen wir in Kauf? Wie entwickelt sich die Bindungsfähigkeit und das sozio-ökonomische Verhalten dieser so früh „abgenabelten" Kinder?

Oder als weiteres Beispiel: Der Verlust an Autorität des Vaters in der alten patriarchalischen Ausrichtung der Familie. Dafür steht jetzt eine frühe, von beiden Partnern verantwortete, Gemeinschaft. Gerade an diesem Beispiel lässt sich deutlich zeigen, dass durch die Wert-Neuschöpfung „partnerschaftliche Verantwortung“ ein völlig überholtes Bild von menschlichem Zusammenleben wohl zu Recht abgelöst wurde. Nämlich die „männlich dominante Autorität“. Das partnerschaftliche Bild ist einfach unserer Zeit gemäßer.

Sicher ist Sparsamkeit eine gute Tugend. Und der Stolz meines Großvaters vor seinem bezahlten neuen Haus ist nachvollziehbar. Aber die Gesetze der Zeit haben sich geändert. Das mit fleißiger Hand, fundiertem Können und kaufmännischem Geschick zusammengesparte Kapital wäre in heutiger Zeit extrem gefährdet. Es hätte nicht einmal der Lehmann-Brothers-Bank bedurft, um es zum Schwinden zu bringen. Für eine ständige und massive Reduzierung des Angesparten hätten heute schon das Finanzamt gesorgt und die unaufhaltsamen Preissteigerungen.

Heute ist es unklug, erst den Betrieb zu etablieren, wenn das Kapital zusammengespart ist. Moderne Unternehmensberater hätten meinem Großvater geraten, den Betrieb zu erstellen, um mit ihm das nötige Kapital zu erarbeiten. So formen die Gesetze der Zeit unser Verhalten. Sie geben uns neue Normen und neue Werte. Mir ging es doch genauso. Mit großer Abneigung habe ich beim Praxisaufbau Schulden machen müssen und sie, weil es vorteilhaft und vernünftig war, aus steuerlichen Gründen über Jahrzehnte getilgt. Ich höre noch die Stimme meiner Mutter: „Junge, wann bist du denn endlich schuldenfrei?“

Und doch lässt sich die Tugend „Sparsamkeit“ nicht durch die Eigenschaft „Börsencleverness“ ersetzen. Je mehr ich über das Thema der Werte nachdenke, desto mehr komme ich dazu, doch die alten Erziehungsideale wieder zu glorifizieren: Fleiß, Sparsamkeit, Ehrlichkeit, Gehorsam, Zuverlässigkeit … Auch so alte, kaum noch bekannte Begriffe wie Redlichkeit üben auf mich eine Faszination aus.

Sie gaukeln uns vor, mit ihnen drängende Probleme unserer Zeit lösen zu können. Insbesondere Probleme in der Erziehung der nächsten Generation und im Verhältnis der Generationen untereinander. Auch glauben wir, wir könnten in der Politik oder an der Börse oder in der Wirtschaft vieles erträglicher gestalten, wenn wir die Paläste der Entscheidungsträger einmal mit diesen schönen Tugenden einbalsamieren könnten.

Wenn wir uns mit Erziehern unterhalten, geben sie uns Recht. Sie wünschen sich diese abgeschwächten oder sogar verlorenen Tugenden und Werte zurück. Mehr von Fleiß, Achtung, Disziplin versuchen sie zu vermitteln und haben damit große Probleme. Zu leichtfertig wird erklärt, es läge am Elternhaus und der falschen oder fehlenden Erziehung dort, dass diese Tugenden unbekannt und so schwer zu vermitteln sind und die Erziehung von Kindern immer schwieriger wird.

Zur Zeit wird in Deutschland die Abschaffung der Wehrpflicht diskutiert. Schweden hat seine Wehrpflicht am 1. Juli dieses Jahres abgeschafft und sogleich klagte der schwedische Verteidigungsminister Anders Björck: „Seit hundert Jahren haben schwedische Männer hier (beim Militär) gelernt, was Zusammenarbeit und gemeinsame Verantwortung bedeutet.“[43] Einen Verlust von Werten beklagt der Minister. Und in unserer Zeitung las ich, dass die Mutter unseres niedersächsischen Ministerpräsidenten David McAllister gesagt hat, erst durch den Wehrdienst sei er ordentlich und vernünftig geworden.

Wir verstehen, dass die Erziehungsideale, die Frau Noelle-Neumann die preußischen Tugenden genannt hat, heute schwer vermittelbar sind. Lassen Sie uns einmal schauen, woher diese Wertebegriffe stammen. Gleichzeitig müssen wir darüber nachdenken, wie sie in unserem Erziehungskodex einen so festgefügten Platz bekommen haben.

Diese Werte entstammen jahrhundertealten religiösen Anordnungen, die ein menschliches Zusammenleben ermöglichen sollten.

Begonnen hat es vor etwa 3000 Jahren. Mit den zu diesem Zeitpunkt aufgeschriebenen Zehn Geboten. Sie waren eine Grundordnung für die Völker, die sich damals umherziehend mischten. Es waren klare Regeln und Werte für das Zusammenleben, die in den Geboten benannt sind:

- Gott lieben und ehren.
- Das Leben achten: nicht töten.
- Ehrlich bleiben: kein falsches Zeugnis reden.
- Das Eigentum respektieren: nicht stehlen.
- Den Besitz des Anderen achten: nicht begehren seines nächsten Haus.
- Die Lebensgemeinschaft schützen: nicht ehebrechen.
- Die Generationen achten: Vater und Mutter ehren.

Das alles gilt mit Einschränkungen bis heute. Mose scheint gewusst zu haben, dass man so etwas besser in Steintafeln eingraviert, als es auf vergängliches Papyrus zu schreiben oder nur mündlich weiterzugeben. Und dass man solche Regeln auch nicht auf Pergament schreibt, also auf die Kuhhaut. Die reicht ja bekanntlich nicht aus, um alles aufzunehmen. Erstaunlich, wie fest diese Regeln geblieben sind. Fest verankert. Die Zehn Gebote des alten, des ersten Testaments. Sie sind als Grundordnung eingegangen in die Grundgesetze der Völkergemeinschaften weltweit.

Und erst die christliche Erweiterung des Tugendkatalogs bringt manches, was wir heute nicht mehr in Stein meißeln wollen und schon in Frage stellen: Glaube, Liebe, Hoffnung.

Ich war in diesem Jahr mehrfach bei Veranstaltungen in Ostdeutschland, in der ehemaligen DDR. Und ich habe dort eine interessante Beobachtung gemacht. Insgesamt wurde dort beklagt, die Menschen seien nicht mehr recht zu motivieren und zu begeistern. Und besonders die Jugendlichen seien so lasch, so konsumorientiert, so materiell eingestellt, so ohne

Werte. Wir im Westen kennen das. Dort im Osten ist es neu. Wenn ich es richtig wahrgenommen habe, meinten die Kritiker, die alten Werte gelten nicht mehr. Zum Beispiel das Engagement in der Familie, im Sport, in einer ausgefüllten Freizeit in der Verbindung mit Gleichaltrigen in Gruppen und Verbänden.

Aber mit den neuen Gegebenheiten werden die Jugendlichen nicht fertig. Mit dem Wunsch nach ständig wechselnder Mode, nach Erfüllung aller Wünsche im Bereich der elektronischen Medien. Sie können diese neue Welt der unbegrenzten Wunscherfüllung nicht leben. Es ist ja auch das plötzlich über sie hereinbrechende westliche System. Wie erklären die Menschen im Osten diese Beobachtungen?

Sprach ein kirchlicher Redner zu diesem Thema, so gab er der mehr als 50-jährigen Glaubensferne die Schuld dafür. Das Fehlen der religiösen Erziehung und Wertevermittlung in der Familie sei die Ursache, sagte man einheitlich. Zusätzlich seien ja immer weniger Familienverbände vorhanden. Darüberhinaus gab es, neben der Kirchenferne, eine deutliche antikirchliche Bewegung. Wer in die frühere Staatspartei eintrat, musste erst aus der Kirche austreten. Und damit wurde er auch abständig von den Werten, die besonders die Kirche zu vermitteln hatte.

Sprach ein eher politischer Redner zu diesem Thema, so beklagte er die Unterdrückung der Meinungsfreiheit in den beiden, zusammen mehr als 50 Jahre währenden Diktaturen. Die Menschen hätten keine Gelegenheit gehabt, sich als selbstständige Persönlichkeiten zu entwickeln. Alles sei vorgegeben von zwei totalitären Regimen. Und die hatten strenge Wertvorstellungen in ihren Gesetzen.

Und beide haben recht, glaube ich.

Wir haben nun festgestellt, dass unsere Werte sich wandeln und nicht konstant bleiben. Sie sind aber jeweils für eine längere Epoche tragend gewesen und haben den Menschen in

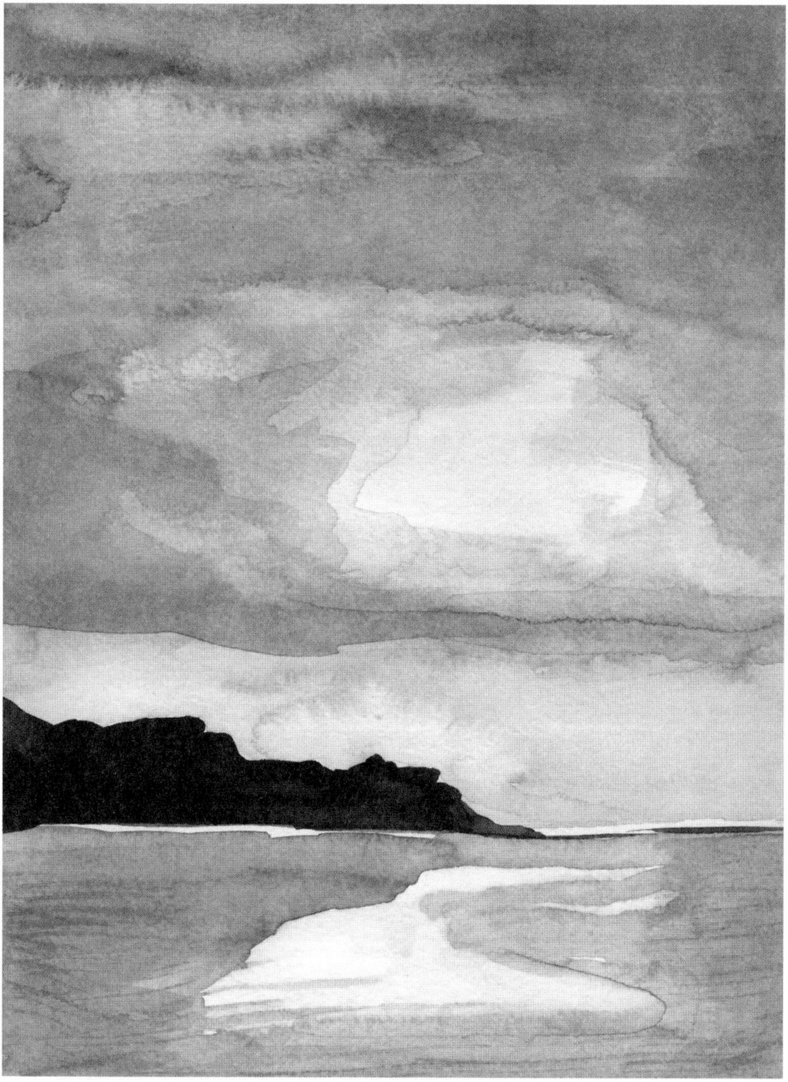

ihrer Zeit Halt und Orientierung gegeben. Sie haben zu Regeln im menschlichen Miteinander geführt. Sie waren Wegmarken.

Aber sie flottieren auch frei und wandeln sich. Die Werte meines Bäcker-Großvaters gelten heute nicht mehr. Und die Zeit, in der sich die Werte überleben, wird immer kürzer. Franz Alt sprach neulich hier[44] von der wahnsinnigen Geschwindigkeit, mit der sich das Wissen in der Welt verdoppelt. Wir sind etwa gleich alt, Franz Alt und ich. Zu unserer Schulzeit lernten wir, das Wissen verdoppele sich alle 25 Jahre. Zur Zeit sind es wohl fünf Jahre. Und in absehbarer Zukunft werden es fünf Minuten sein. Und mit dieser raschen Entwicklung werden sich auch unsere „Spielregeln" neu aufstellen und sich zeitbedingt wandeln und anpassen.

Wehe der Institution, die dieses freie Flottieren der Regeln innerhalb unserer Gesellschaft nicht zulässt und diese Regeln festklopft. In Diktaturen war und ist das so üblich. Da schreibt man dem unterdrückten Volk vor, was es zu denken und zu fühlen habe. Und wie es sich zu benehmen habe. Wie ich es eben vom NS-Regime und der DDR benannt habe.

Aber wir brauchen erst gar nicht solche Ausnahmeformen menschlichen Zusammenlebens zu bemühen. Denken wir an eine Institution, die ihr Denken mit Dogmen zementiert. Es ist die römische Kirche. Sie hat seit ihrer Gründung vor fast 2000 Jahren Menschen vorgeschrieben, was sie zu glauben haben und wie sie ihr persönlichstes Zusammenleben zu gestalten haben. Und sie tut es bis heute. Sie schreibt Werte vor, sie klopft strenge Verhaltensvorschriften fest.

So ignoriert die römische Kirche für ihre Mitarbeiter die Grundregel, Männer und Frauen gleichberechtigt mit Arbeit und Verantwortung zu betrauen. Längst haben wir uns heute in Deutschland an Kfz-Schlosserinnen, Soldatinnen, Schornsteinfegerinnen und auch an Bischöfinnen der evangelischen Kirche gewöhnt. Längst schätzen wir das weibliche Wort in

Vorstandsetagen. Sicherlich noch zu wenig. Aber wir nehmen es als selbstverständliches Recht hin, dass alle Mädchen und Frauen ihre Fähigkeiten und Vorlieben in einem Beruf ausleben können.

In der römischen Kirche tragen auch Frauen schon lange Verantwortung. Zum Beispiel im Gemeindedienst als Pastoralreferentinnen. Aber zum wichtigen, ja zum wichtigsten Dienst der Kirche, zur Wortverkündigung und Sakramentsverwaltung sind sie trotz aller Proteste „von unten" immer noch nicht zugelassen.

Und jetzt wird der Skandal erst unerträglich: Den geweihten Männern, die diese Ämter verwalten, werden zwei Grundbedürfnisse der Menschen per Vorschrift vorenthalten und verboten. Es ist das Bedürfnis und der Wunsch, familiär in einer Gemeinschaft zu leben. Und es ist das Bedürfnis nach einer erfüllten und angstfreien Sexualität in der Liebe zu einem anderen Menschen. Aus welcher Lebenserfahrung heraus diese katholischen Priester Eheberatung und Lebensberatung durchführen, ist mir persönlich ein Rätsel. Oder kann man solch eine Beratung aus dem Lehrbuch oder dem Dogmenkatalog erlernen?

Folgen dieser restriktiven, dogmatische Haltung haben wir in diesem Jahr deutlich und vielfältig sehen können. Ich will das hier nicht weiter ausführen.

Und dieses dogmatische Bevormunden betrifft in der Kirche nicht nur die eigene Führungsmannschaft: Dass die römische Kirche – auch heute noch im Jahr 2010 – ihren gläubigen Mitgliedern, Millionen an der Zahl, in der ganzen Welt, Sexualität nur zum Zwecke der Kinderzeugung zugesteht, ist ein Skandal. Somit wird den Menschen die Freiheit verweigert, sich angstfrei und ohne Schuldgefühle einander in Liebe hinzugeben. Sich zu verschenken in einer Liebe mit Achtung und Respekt voreinander. Welch ein Zeichen einer verkrusteten und veralteten, muffigen Moral. Sie spricht dem tatsächlichen

Verhalten der Menschen Hohn. Es ist verständlich, dass kaum jemand dieser Bevormundung folgen mag.

Kennen Sie noch die sieben Todsünden, die gebeichtet werden müssen? Papst Gregor I. (540–604) formulierte vor 1500 Jahren die heute noch gebräuchliche Liste: Hochmut, Völlerei, Neid, Zorn, Trägheit, Geiz, Wollust. Die Wochenzeitung Die Zeit veralberte in diesem Sommer diese Liste und zeichnete als Deutschlandkarte einen „Atlas der Todsünden".[45]

- Bremen, als Stadt mit den meisten Einbrüchen ist die Hochburg der Missgunst.
- Hamburg ist der Platz für Geiz, mit einem breiten Fächer zwischen Bestverdienern und Armut.
- Düsseldorf der Platz der Wollust mit 21 Beate Uhse Shops und Gentlemen-Clubs.
- München ist Stadt des Hochmuts wegen ihrer zahlreichen Schönheitssalons.
- Wer der Völlerei entgehen will, sollte das Bayerische Oberland mit seinen vielen Michelin Sternen meiden.
- Und in die Uckermark sollte er auch nicht reisen, dort sind die wenigsten sozial engagierten Bürger in Deutschland zu finden.

Wie viel Schuldgefühl bei ihren Mitgliedern hat wohl eine Kirche ausgelöst, die heute noch an einem Sündenkatalog von vor 1500 Jahren festhält? Wie viel seelische Angst ist geschürt, wie viel Elend ist so entstanden? Wie viel bedrückende Heimlichkeit wurde gelebt und hat dadurch die Menschen in ihrem Innersten geprägt und verformt?

Von Dr. Max Otto Bruker[46] habe ich gelernt, dass ein Arzt, der Angst macht, ein schlechter Arzt ist. Ich behaupte, dass ein Seelsorger, der Angst macht, ein miserabler Seelsorger ist. In diesem Beruf, der sich professionell um unsere Seele kümmert, ist Angstmachen noch schlimmer als in der Medizin.

Denken Sie einmal an meine Lehrerin, die unerschrockene Polizeiseelsorgerin Erneli Martens aus Hamburg, die bei der letzten GGB-Tagung hier einen bewegenden Vortrag gehalten hat.[47] Sie hat auch den Kurs geleitet, in dem ich in die Notfallseelsorge eingeführt wurde. Von ihr habe ich als erste Grundmaxime gelernt: Niemals Angst machen. Angst machen ist der größte Fehler, den man in der Seelsorge machen kann.

Aber als Grundschüler Ende der 40er Jahre habe ich noch beobachtet, mit wie viel Zittern meine katholischen Mitschüler am Sonnabendnachmittag zur Beichte in die Kirche gingen. Sie mussten ihre kleinen Dinge beichten, die den muffigen Moralvorstellungen der römischen Kirche nicht entsprachen. Das war pure Angst. Ich gebe zu, dass ich bis heute fasziniert bin, wie schlagartig sich diese Angst auflöste durch die kleinen Aufgaben, die der Priester nach der Beichte verteilte, um die Loslösung von aller Schuld erteilen zu können.

Ich will die protestantische Kirche nicht freisprechen. Aber als die römische Kirche auf dem Höhepunkt der Amtsanmaßung war, „erfand" sie als Angstinstrument das Fegefeuer. Davon steht nichts in der Bibel. Als Erpressung gegen Geld verkaufte die Kirche Ablasskarten für die Fegefeuerzeit. Da kam es zur Revolution und zur Reformation. So hat Martin Luther schon vor 500 Jahren Angst abgebaut. Als Folge davon haben sich unsere Werte gewaltig gewandelt. Vieles im Denken der Menschen ist anders geworden. Aber die römische Kirche widersetzt sich all diesem Wandel und macht dadurch ihren Mitgliedern das Leben schwer.

Ich mache jetzt hier einen großen Schnitt. Es gibt ja unendlich viele Aspekte zu dem Thema der Werte. Die Angst, künstlich hochgehaltene Wertvorstellungen nicht einhalten zu können, ist ein wichtiger Aspekt, den ich eben zu beleuchten versucht habe. Es gibt zahllose andere Gesichtspunkte und Fragen. Ich möchte Sie aber jetzt zu ganz anderen Überlegungen anregen. Folgen Sie mir einmal in Gedanken auf meine Sommerferienreise in diesem Jahr.

Ich war mit meiner lieben Frau zusammen mit unserem Wohnmobil in Lappland. Und zwar im schwedischen, norwegischen und finnischen Teil Lapplands. Unbeschreiblich schön sind diese großartigen Landschaften in ihrer Weite und Einsamkeit. Meditativ sind sie. Der tragisch ums Leben gekommene UN-Generalsekretär und Friedensnobelpreisträger Dag Hammarskjöld[48] ist häufig in dieser Landschaft gewandert. Er hat dort Kraft geschöpft für sein schweres Amt. Und er hat dort tiefe Gedanken gefasst, die er niedergeschrieben hat und die ihn als einen großen Mystiker unserer Zeit ausweisen.

Wir haben uns in Lappland auch intensiv mit der Geschichte der Ureinwohner befasst. Das heißt auch mit der Kultur und Lebensweise der Lappen, die „Samen" genannt werden wollen. Das hat uns besonders interessiert. Weil ich auch von meinen psychosomatisch arbeitenden Kollegen dort lernen wollte, von den heilkundigen Schamanen mit ihren heilenden Trommeln.

Unter den Samen gibt es auch heute noch nomadisierende Völker. Sie reisen herum und folgen ihren Rentierherden. Im Sommer grasen die Tiere auf der Tundra mehr im Norden. Im Winter ziehen die Herden in den Süden. Die Samen sind genügsam und leben von und mit den Dingen, die sie bei sich haben und die sie vorfinden. Großartig, wenn man auch in den schönen Museen sieht, mit wie wenig sie auskommen. Und das, was sie vorfinden, nutzen sie für sich und ihre Notwendigkeiten. Sie verwerten alles, was sie haben. Damit haben alle Dinge für sie einen Wert. Und wir sind bei unserem Thema.

Wenn die Samen einmal einen Bären gefangen haben, nutzen sie alles. Das Fleisch für ihre eigene Ernährung. Das Fell für ihre eigene Bekleidung. Aus den Knochen schnitzten sie Gebrauchsgegenstände, wie etwa Löffel oder Griffe. Und jetzt kommt es: Die Schädelknochen und die anderen nicht benutzten Knochen legten sie in einer Begräbnisstätte anatomisch korrekt zusammen. Aus tiefem Respekt vor dem Geschöpf, dessen sie sich bedient haben. Sicherlich haben sie vorher einer Gottheit für die Gabe gedankt. Und sie haben sich sicher entschuldigt, dass sie diese Gabe benutzt haben, zu der sie Hunger und Not gezwungen haben. So war es zumindest in früheren Zeiten. In der christlichen Bibel heißt es: Sie sammeln nicht in die Scheunen und unser himmlischer Vater ernährt sie doch." (Das allerdings betrifft die Vögel unter dem Himmel!)

Das wenige, das diese Menschen haben, das achten sie. Es hat einen Wert für sie. Wir können uns das in unserer Überfluss- und Wegwerfgesellschaft kaum vorstellen.

Ich kann mich noch ein wenig hineinfinden, als Kind der Kriegs- und Flüchtlingsgeneration. Ich habe noch miterlebt, wie jedes kleine Stück, das wir uns als Flüchtlinge nach dem Krieg wieder anschaffen konnten, freudig begrüßt wurde. Und das so voller Wert war, so „wertvoll". Unvergessen das Fest, das wir für und mit unserem ersten Kühlschrank gefeiert haben. Oder den Tag, da wir zum ersten Mal eine Badewanne hatten! Ich mag wohl schon 15 oder 16 Jahre alt gewesen sein. Ich habe in Erinnerung, ich hätte stundenlang im Badeschaum gelegen. Da hatten die Dinge noch einen Wert.

Auch das Essen. Noch heute kann ich kein Essen wegwerfen. Nahrungsmittel anbauen und ernten, Essen zubereiten und gemeinsam verzehren hat für mich immer noch einen ganz hohen Stellenwert. Ich werde wütend, wenn das nicht geachtet wird. Essen „drive in" und Trinken „to go" das ist nicht mein Ding. Und wenn man Getreide verheizt, um daraus Energie zu gewinnen, findet man mich auch unter den Protestierern.

Ich sprach vorhin von dem Museum der Samen. In demselben Museum fand ich eine Darstellung der Meere und die Mitteilung „weltweit sind die Meere verseucht". Der Meeresboden ist zugemüllt. Jenes kaum erforschte Areal, der Boden unserer tiefen Ozeane und Meere, das weniger erforscht ist als die Mondoberfläche, ist voller menschlicher Abfälle, voller Müll. Verdreckt und belastet ist der Meeresboden mit der unvorstellbaren Zahl von 13 000 Plastikteilen pro Quadratkilometer. Weltweit. Es sind Plastiktrinkflaschen, CD-Hüllen, Zahnbürsten, Yoghurtbecher, Einmalrasierer, Babyschnuller, Einkaufstüten und so weiter. Alles Dinge, die für uns keinen Wert mehr haben. Die hergestellt werden und die wir, statistisch gesehen, acht Minuten gebrauchen. Etwa die Einkaufstüten. Muster ohne Wert. Ex und hopp, sagt die Konsumgesellschaft.

Auch ich nehme mich heute nicht ganz aus als Mitglied dieser Konsumgesellschaft. Auch ich bin auf ihre Verführungen hereingefallen. Ich habe mir in Norwegen drei Baumwollpullover gekauft, weil ich nur zwei bezahlen musste. Wenn ich die eben aufgeführte Messlatte der Samen zugrunde lege, kann ich nur sagen: Gebraucht habe ich keinen der drei Pullover. Im Gegenteil: Für einen mittelgroßen Second-Hand-Kleiderladen reichen meine Bestände zu Hause, die ich abgeben könnte. Und so haben die drei Pullover für mich nur den Reiz des Neuen. Sie haben aber keinen Grundwert. Sie befriedigen mein Gefühl, dass ich mir etwas leisten kann. Sie kitzeln mein Selbstwertgefühl. Sie entsprechen voll und ganz der Werbeaussage: „ Gönn dir das, du hast es dir verdient".

Aber die Pullover geben mir nicht den Wert, den sie besitzen. Als notwendiges wärmendes Kleidungsstück etwa. Oder als notwendigen Ersatz für ein zu Ende getragenes und kaputt gegangenes Stück. Der echte Wert ist nicht da. Und so werde ich sie auch behandeln. Als eher etwas wertloses, was da in meinem Schrank herumliegt.

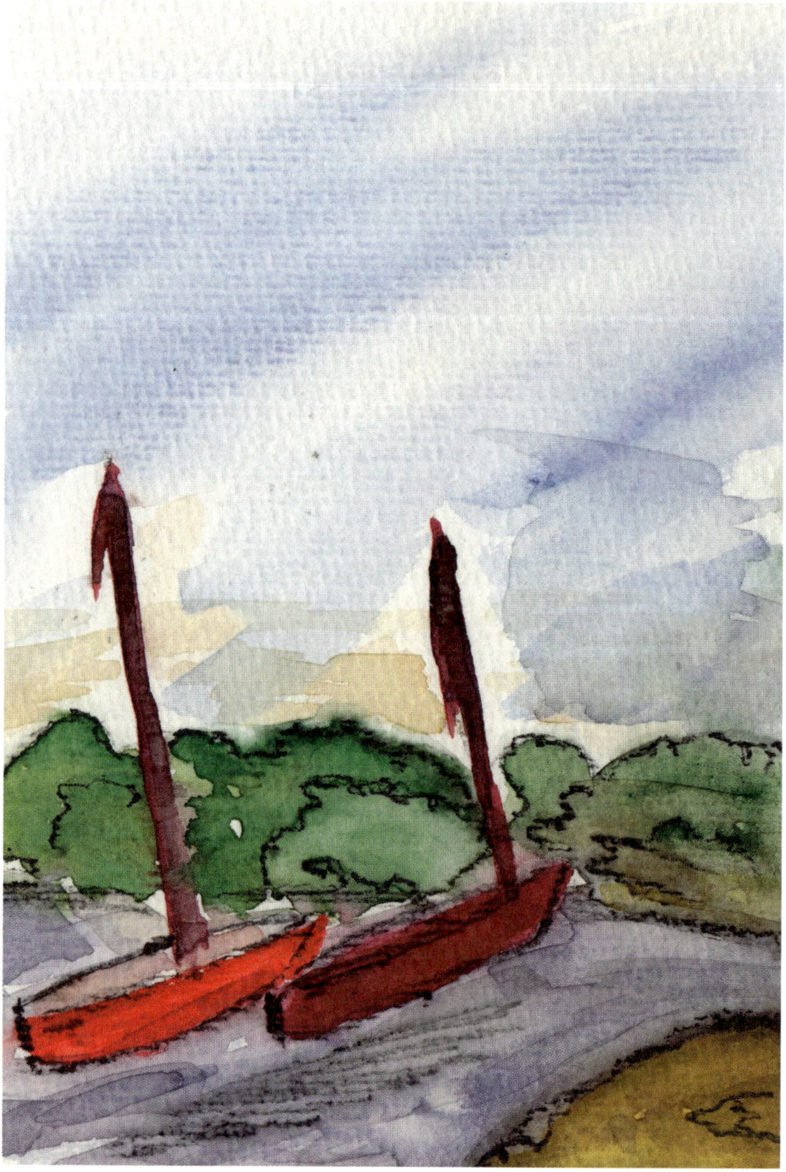

Notfalls ist es ein Bekleidungsstück, in dem ich mich in der Öffentlichkeit, in der Gesellschaft, „neu" präsentieren kann. Und wenn die Gesellschaft genauso oberflächlich ist, wie ich es als Käufer bin, dann wird sie dieses Neue wahrnehmen. Für einen Augenblick, für den kurzen Blick ihrer Augen. Ist das ein Wert?

Wir sind jetzt wieder bei dem Wandel von Werten angekommen. Und zugleich werden wir jetzt, wenn wir einmal ganz ehrlich in uns hineinspüren, eine Sehnsucht empfinden, nach diesem einfachen Leben. Nach einem einfachen Leben, das uns die Bedeutung von Dingen wieder zeigt und schenkt. Die Bedeutung von Dingen, die voller Werte sind. Die wertvoll sind. Es ist die stille, oft nicht eingestandene Sehnsucht nach einem einfachen Leben.

Vieles deutet darauf hin, dass in unserer Zeit der Fülle diese Sehnsucht da ist nach dem einfachen Leben. Zum Beispiel meine Art mit dem Wohnmobil zu reisen. Mit dem Verzicht auf den vielen Komfort zu Hause. Und mit einer Beschränkung auf einen kleinen Lebensraum. Oder das abendliche Grillen unserer Nachbarn zu Hause, ist auch solch ein Zeichen. Das etwas angekokelte Steak auf dem Teller trotz der Super-Bulthaupt-Küche im Haus. Vieles zeigt uns den Wunsch, einfacher, urtümlicher und menschengerechter zu leben.

Der Dichter Ernst Wiechert war vor dem Zweiten Weltkrieg einer der meistgelesen Schriftsteller in Deutschland. Ich verehre ihn sehr. Er hat ein viel gelesenes Buch mit diesem Titel geschrieben: „Das einfache Leben".[49] Es ist die Geschichte eines Mannes, der in den 20er Jahren die fiebrige Großstadt verlässt und als Aussteiger auf einer Insel in den masurischen Seen den Sinn des Lebens sucht und zu sich selbst findet. Er findet Ruhe, indem er den Wert der einzelnen Dinge und Gegebenheiten wieder sieht und schätzen lernt. Er lernt den wahren Wert vieler Dinge. Er lässt sich nicht mehr verführen von dem Zwang der Gesellschaft.

Er hat als Aussteiger einen besonderen Gewinn, von dem in letzter Zeit immer häufiger die Rede ist. Es ist der Wert des „Nicht-Habens“, des „Nicht-Haben-Müssens“, des „Nicht-Brauchens“. Mit diesen Werten gewinnt der Aussteiger den Wert des „Seins“.

So schreibt eine Frau in einem Leserbrief an eine Zeitung[50]:

„Ich stehe oben auf dem Wallberg und rieche den Almsommer. Unter mir glitzert der Tegernsee, ringsum Berge, auf manchen noch Schnee. Ganz in der Ferne kann ich sogar die Zugspitze sehen. Die Wiesen blühen in allen Farben. Ich höre Kuhglocken. Hinter mir liegt ein wunderschönes Hüttenwochenende mit den Kindern. Ohne Fernsehen, ohne Handy, ohne Internet, ohne Gameboy. So stelle ich mir das Paradies vor.

Aussteigen heißt ja nicht „Nichtstun“. Sondern es heißt aus einer eingefahrenen Monotonie auszubrechen. Einer Monotonie, die nicht zum eigenen Selbst passt. Es heißt auch, seinen Lebenstraum wahr zu machen. Sich das „Leben nehmen“, wie Julia Onken hier im vorigen Jahr sagte[51]. Das heißt erspüren, wie der Lebensplan aussieht, der mir zugedacht ist und dann mit mir selbst Freundschaft schließen und „leben“.

Aussteigen heißt, mit sich selbst harmonisch leben. Aussteigen heißt auch, eins sein mit der Umwelt um uns herum. Viele Werte, die für uns Konsumenten verschlossen sind, öffnen sich dem Aussteiger. Ernst Wiechert hat das meisterhaft beschrieben in seinem „Einfachen Leben“.

Im hohen Norden haben meine Frau und ich Knut Hamsun[52] wieder gelesen. Werke dieses großen norwegischen Literaturnobelpreisträgers. Dort auf der Insel Hamaroy, im Ort Hamsund, wo er gelebt hat, woher er seinen Namen entlehnt hat und woher er die Bilder für seine Romane genommen hat, dort haben wir in seinen Werken gelesen. Eine Grundfrage in Hamsuns Büchern zielt immer auf die Notwendigkeit aller

Dinge und allen Tuns. Und das gelingt nur, in diesem Einssein mit der Umwelt und Natur.

In seinem Buch „Segen der Erde“[53] beschreibt Hamsun die Mühsal eines Neuanfangs in einer unwirtlichen Landschaft. Bevor der Boden wieder Nahrung für den Menschen bringt, ist archaische Arbeit notwendig. Auf jeder Seite des Romans sieht man, welche Werte für die Menschen damals wichtig waren.

Was ist wirklich nötig? Dem Körper muss Genüge getan werden dadurch, dass Hunger und Durst gestillt sind. Die Bekleidung soll vor Kälte und sengender Sonne schützen. Quälende Sorgen dürfen nicht den erholsamen Schlaf stören. Der Körper muss schmerzfrei sein, um das Wohlbefinden zu erkennen.

Und wenn diese Grundbedürfnisse befriedigt sind, ist ein Leben im Einklang mit der Natur, mit der Landschaft und den Gegebenheiten möglich, dann kann man sich auch wieder an kleinen Dingen richtig erfreuen. Zum Beispiel, wenn im Januar im Garten mitten im Schnee ein Hamamelis-Strauch goldgelb erblüht. Dann wandeln sich die Werte vom materiellen Wohlergehen hin zur Lebensqualität. Dann gewinnen die Gegebenheiten und die Dinge den Wert, der ihnen innewohnt. Der Wert, der ihnen gemäß ist und den sie wirklich für den Menschen haben. Und der zu einer gewissen Zufriedenheit führt. Zu einem reichen Leben.

Dazu gehört ein Annehmen von dem, was unser Lebensentwurf uns zumutet. Haben wir das verstanden und bejaht und angenommen, können wir dieses ständige und ewige Kreisen um uns selbst aufgeben. Aufgeben um Platz zu machen für das Wahrnehmen dessen, was um uns herum ist und geschieht. Dadurch erweitert sich der Geist. Er nimmt Werte wahr, die im mitmenschlichen Gegenüber sind und in der Natur um ihn herum.

Was macht das Leben wertvoll? Spätestens bei schwerer Krankheit, Trennung, Jobverlust oder anderen großen Krisen stellen sich viele Menschen die Frage nach den wahren Werten in ihrem Leben. Was sind die wahren Geschenke des Lebens, die uns auch in Krisenzeiten tragen?[54] Welche Werte brauchen wir wirklich für ein gutes Leben? Die Reihe ist lang. Sie sind nicht unmodern oder verblasst, sie gelten noch heute: Aufrichtigkeit, Achtsamkeit, Dankbarkeit, Friedfertigkeit, Freundschaft, Gerechtigkeit, Maßhalten, Tapferkeit, Weisheit.

Mit diesen Werten und mit manch anderen Tugenden im Verhältnis zu den Mitmenschen und zu uns selbst, worüber wir gesprochen haben, kann ein wertvolles Leben gelingen, ein Leben voller Werte.

Rede Wahrheit! Lebe Wahrheit!

Über den Wert des Echten und Beständigen in einem Leben voller Illusion.

Vortrag auf der GGB-Herbsttagung in Lahnstein am 29. März 2008

Als ich vor einem Jahr zugesagt hatte, hier bei einer GGB-Tagung wieder einmal einen Vortrag zu halten, habe ich mich sehr schnell zu diesem Thema entschlossen. Das ging vom einen auf den anderen Tag. Und das lag daran, dass zu der Zeit die jüdischen Gemeinden deutscher Sprache sich über das Thema „Wahrheit" austauschten. Und ich hörte dazu in der Synagoge in Oldenburg einen ungemein spannenden Vortrag von dem Rabbiner Prof. Dr. Jonathan Magonet aus London. Der Vortrag hat mich sehr beeindruckt. Aber alles, was mir selbst vor diesem Vortrag zu dem Thema Wahrheit eingefallen war, kam darin irgendwie nicht vor.

Ich wollte gerne dieses Thema Wahrheit in den Alltag übersetzt haben, in das Hier und Jetzt. Dorthin wo ich mich immer so von der Wahrheit abgekoppelt fühle, belogen fühle von der Industrie, von der Politik, vom Kommerz, von der Nahrungsmittelwirtschaft und von vielen anderen auch.

Und ich wollte hören, wie der Kampf um die Wahrheit, um das Echte und Beständige im Leben, unsere Lebensfundamente stärkt. So wie es Dr. Bruker immer vorangetrieben hat und Ilse Gutjahr und ihre Mannschaft in der GGB es weiterbetreiben. Und so meldete ich kurz entschlossen bei der GGB als Titel an: „Rede Wahrheit, lebe Wahrheit“.

Was ich mit dem Doppeltitel: „Rede und Lebe“ gemeint habe? Ich kann das heute sehr schön an Hand einer dpa-Meldung, die fast ein Jahr später durch die Presse ging, erklären. Jener Pressemeldung vom 20.02.08 zum Fall der Steuerhinterziehungen. Die dpa schreibt:

„Vor seinem Abgang wegen des Verdachts der Steuerhinterziehung hat der frühere Post-Chef Klaus Zumwinkel noch über die Vorbildfunktion von Managern geredet. Sie sollten auch „Werte vorleben“. Die Mitarbeiterzeitung des Unternehmens verbreitete einen Tag, bevor die Steuerfahnder bei Zumwinkel auftauchten, Auszüge aus einer Rede, die der frühere Postchef im Januar auf einer Führungskräftetagung in Berlin gehalten hatte.“

Mit einer treffenden Redensart nennen das Stammtischbrüder „Wasser predigen und Wein saufen“. Deshalb hier heute – für mich selbstverständlich zueinander gehörig und von einander nicht zu trennen: „Rede Wahrheit – und lebe auch Wahrheit!“

Verbunden wird reden und leben mit einem Bindemittel aus Moral, Ethik, Anstand, Vorbildfunktion und was noch alles an lebensnotwendigen Spurenelementen in diesem Mittel drin sein muss. Das Reden und das Leben. Das Vorreden und Vorleben. Das gilt für Herrn Zumwinkel genauso wie für Papa und Mama von allen Kindern heute, von Paul und von Marie.

Wahrheit reden und auch leben. Lassen Sie es sich sagen von einem, der 30 Jahre selbstständig und eigenverantwortlich für sich und seine kleine Schar von Mitarbeitern und eine große Zahl von Patienten gearbeitet hat. Die Verführungen zum Beispiel im Sinne des Herrn Zumwinkel sind täglich da gewesen. Ganze Geschäftszweige gibt es, die der leise versteckten Unwahrheit dienen. Denen täglich zu widerstehen ist ein harter Kampf. Die Pharmaindustrie bot uns Ärzten täglich

Verlockendes an, bei dem der Arbeitsaufwand und die geldwerte Entschädigung nicht miteinander kongruent waren. Für Bauherrenmodelle in Badeorten und steuersenkende Schiffsabschreibungen in Oasenländern war die Zunft der Ärzte und Apotheker sowieso die Lieblingsklientel.

Den Kampf gegen alle diese Verführungen und für die Wahrheit konsequent und mit allen persönlichen und finanziellen Nachteilen geführt zu haben und jeden Abend – was diese Dinge angeht – mit einem ruhigen Gewissen auf dem Kopfkissen einschlafen zu können, das gehört zu den größten Gewinnen an Lebensqualität und Lebensfreude, die ich mir habe schaffen können. Und das ist mehr wert als eine Zweitwohnung in der Schweiz oder ein Konto in Liechtenstein. Da haben Sie die hart erarbeitete „Leichtigkeit des Seins", wie das Tagungsthema heute lautet, und wie ich es im Rahmen meines Referats verstehe.

Rede Wahrheit. Lebe Wahrheit. Da kam bei dem Formulieren des Titels noch der Untertitel mit dem Leben voller Illusion dazu. „Über den Wert des Echten und Beständigen in einem Leben voller Illusion". Das wollte ich dazu haben, weil ich mir eine Digitalkamera gekauft hatte und sah, wie man mit diesem schönen technischen Spielzeug die Welt nicht nur abbilden, sondern zugleich auch illusionär verändern kann.

Und dann habe ich ein Jahr mit diesem Titel und in seiner Wahrheit gelebt und gemerkt, wie schwer dieses Thema wiegt und was für ein weites Feld es beschreibt. Einiges habe ich zusammengetragen. Am Ende ist mir aufgegangen, dass ich ganz viel über die Wahrheit und Wahrhaftigkeit und vielleicht auch über die Illusion zu sagen habe. Aber den Wert des Echten und Beständigen finden Sie weniger im Text als zwischen den Zeilen.

Aber den Wert des Echten und Beständigen den kennen Sie ja auch von allem, was unsere GGB ihnen so anbietet. Von Publikationen, Zeitschriften, Tagungen, Vorträgen und von unse-

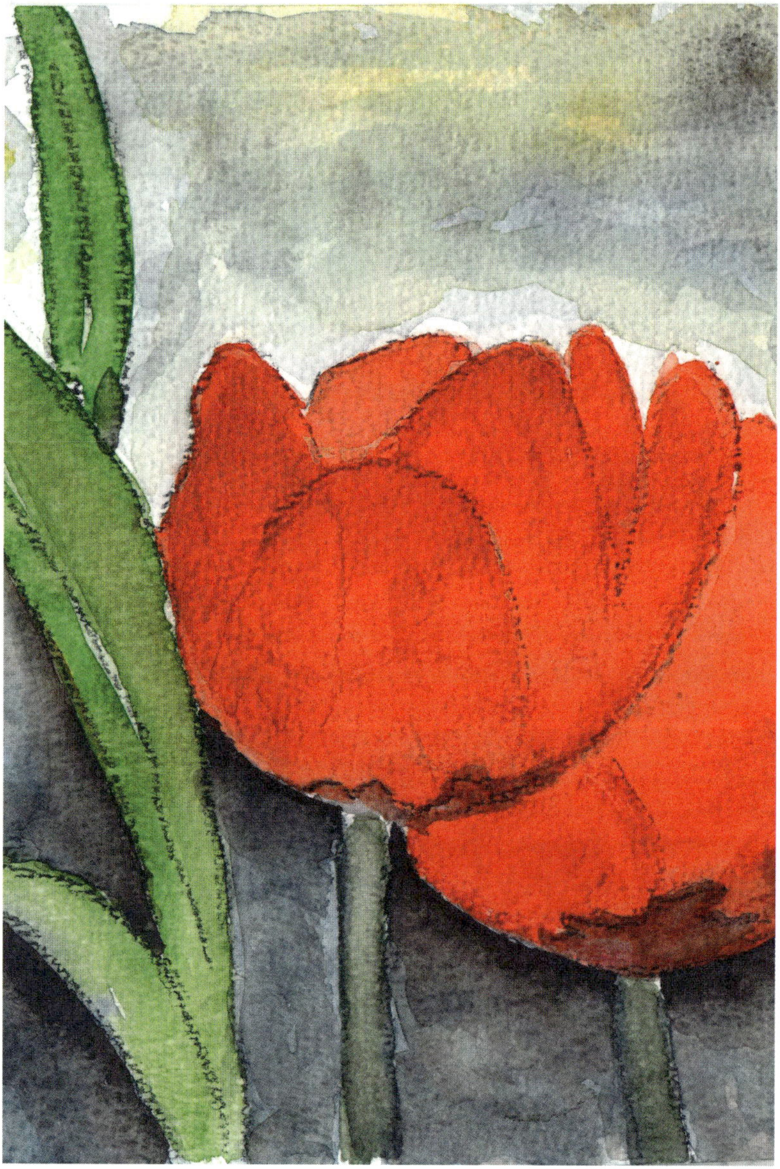

rer Lebenshaltung, die wir hier gelernt haben. Das darf ich so sagen, ohne in Gefahr zu geraten, ich hätte die GGB für unbeweglich oder altertümlich oder verzopft, oder schulmeisterlich gehalten. Das ist ja nicht gemeint. Sondern aus all dem, was uns so täglich anficht, das herauszufiltern, was Bestand hat und Halt und Orientierung gibt und das Schillernde, Zeitgeistige daneben klar zu benennen – darin sieht ja die GGB ihre schwierige Aufgabe.

Und ich vermute, dass viele von Ihnen deshalb unsere Tagungen besuchen, weil sie hier aufgefrischt werden und versichert werden in dem, was Bestand hat und sich nicht immer nach dem Zeitgeist richtet. Also lassen Sie uns anfangen über die Wahrheit nachzudenken. Und hören Sie zwischen den Worten immer meine Begeisterung für ein Leben in eigener Regie und in Wahrheit.

Wo sind wir erstmals mit der Wahrheit in Berührung gekommen?

„Sage die Wahrheit, Bürschchen!" und dann der Griff an beide Ohren und den Kopf ein wenig hin und her geschüttelt, damit der Ernst der Situation auch klar wird. Und dann geht es weiter: „Schau mir fest in die Augen und sage mir die Wahrheit!" Wer kennt das nicht aus seiner Jugend? Wer hat das nicht schon erlebt? Sei es, dass er als Kind beim Lügen erwischt wurde; sei es, dass er ungerecht beschuldigt wurde. Sag die Wahrheit! Die Wahrheit – das war das höchste Gut.

Wir Kinder wussten genau, was die Wahrheit war. Wir wussten, wie sich Wahrheit anhört. Wie sie sich anfühlt und riecht und schmeckt. Ob wir sie nun sagen wollten, oder nicht. Und wenn wir gelogen hatten, sagten wir dann doch irgendwann die Wahrheit. Manchmal später. Zum Beispiel am Abend. Noch einmal aufgestanden aus dem Bett und im Nachthemd zur Mutter und ihr dann doch die Wahrheit gesagt. Damit sie noch einmal verzeiht und tröstet. Und damit es nun endlich heraus war und man ruhig auf dem Kopfkissen einschlafen konnte. Denn die Lüge lastete schwer auf uns. Sie belastete unser Gewissen.

Die Wahrheit! Das war damals das, was wir getan hatten oder was wir nicht getan hatten. Es waren die kleinen Dinge des Alltags. Es war aber eine Richtschnur in unserer Welt. Und es war die höchste Richtschnur. Und trotzdem haben wir alle gelogen mit mehr oder weniger schlechtem Gewissen. Und immer wieder. Allen Ermahnungen zum Trotz lügen Kinder ganz ungeniert. Etwa um sich Vorteile zu sichern. Oder um unerlaubt Getanes zu verheimlichen. Oder um eigene Geheimnisse oder die Geheimnisse anderer zu wahren.

Als Eltern sind wir entsetzt, wenn wir unser Kind beim dreisten Lügen erwischen. Wir glauben sofort, wir hätten etwas falsch gemacht. Falsch gemacht in der Erziehung. Wir hätten zum Beispiel den Wert der Wahrheit nicht ausreichend vermittelt.

Aber die Psychologen heute haben etwas ganz anderes beschrieben. Etwas, das mir sehr einleuchtet: Die erste Lüge des Kindes ist immanent bedeutend. Das kleine Kind, das zum ersten mal den Eltern ins Gesicht lügt, begreift nun, „dass Eltern eben nicht seine Gedanken lesen können, und das beweist ihm, dass es eine eigenständige, unabhängige Persönlichkeit ist.“ So sagt es der französische Psychoanalytiker Serge Tisseron.[55]

„Die Erfahrung, dass es sein Innerstes vor einem Erwachsenen schützen kann, zeigt dem Kind, dass es unabhängig von seinen Eltern und anderen Personen existiert.“[56] Und dass diese Personen nicht allmächtig sind. Dass die Eltern nicht in sein Herz sehen können, Erwachsene würden sagen „nicht in sein Gehirn sehen können“. Diese Erfahrung, die das kleine Kind etwa im vierten Lebensjahr macht, ist zur Entwicklung seiner eigenen Persönlichkeit unbedingt notwendig.

Dieses autonome Selbst nimmt oft seinen Anfang in den

ersten bewussten Lügen um die kleinen Geheimnisse der Kindheit. Das Sprichwort „Kindermund tut Wahrheit kund" betrifft also die Kinder vor dieser Zeit, die ihre kindliche Unschuld noch nicht verloren haben.

Noch als ältere Frau erzählte mir eine Bekannte, dass sie als Dreijährige auf dem Arm ihrer Mutter in der Straßenbahn beim Anblick einer Frau mit ausgeprägtem, üppigem Dekolleté laut gesagt haben soll: „Mama, warum hat denn die Tante ihren Popo da oben?"

„Kinder und Narren sagen die Wahrheit." Kinder sind zu unschuldig und Narren zu dumm, als dass sie lügen können. Kinder lernen ja durch Beobachtung. Und so lernen sie später auch von Erwachsenen, dass man lügen darf, wenn man andere Menschen nicht mit der Wahrheit verletzen will. Werden Kinder etwa Zeugen einer Diskrepanz in den Aussagen – wie etwa: „Passt mir gar nicht, dass Tante Jutta jetzt zu Besuch kommt" und dann die stürmische Begrüßung wenig später mit den Worten: „Ach, wie freue ich mich, dass Du kommst", – so lernen sie und merken sich: Es gibt Situationen, in denen ich besser nicht ehrlich bin. Wenn ich mich zum Beispiel für den selbstgestrickten Pullover, der so kratzt, dazu noch in rosa und den ich gar nicht leiden kann, ganz liebevoll bei Oma bedanken muss. Eine Notlüge, die andere schützt und ihnen gut tut.

Und doch bleibt der Lüge etwas Unheimliches, Dunkles haften. Die Wahrheit ist klarer, heller und wichtig und begehrenswert.

„Der Wahrheit muss man ins Auge schauen!" sagt eine Redensart. Ein Lügner kann uns schlecht in die Augen sehen und tut es meist nicht. Er sei denn, er lügt uns „dreist und frech ins Gesicht", wie wir dann sagen. Der Erfurter Amokläufer wurde erst gestoppt, als sein Lehrer ihn aufforderte, ihm in die Augen zu sehen. Diese direkte Nähe, die viel mit Wahrheit zu tun hat, Auge in Auge, die konnte der Schüler nicht ertragen und er hörte auf, andere zu töten und nahm sich selbst das Leben.

Die Wahrheit spielt auch beim Heranwachsen eine große Rolle. Die Angst und Unsicherheit vorm Belogenwerden ist wohl jedem von uns ein bekanntes und tief verwurzeltes Phänomen. Und so versuchten wir auch immer eine Zone der Wahrheit um uns zu schaffen.

Ich denke, manch einer von Ihnen wird sich, wie ich, an Freundschaftsverschwörungen erinnern, bei denen die Wahrheit eine wichtige Rolle spielte. An einer mystischen Stelle, zum Beispiel unter einem besonderen Baum im Wald, wurde die Haut am Arm geritzt bis Blut kam. Dann wurde das Blut mit dem des Freundes vermischt und damit ein Band ewiger Freundschaft besiegelt. „Wir wollen uns immer die Wahrheit sagen!" war die Basis dieses Schwurs im Freundschaftsritual.

Sicherlich wussten wir noch nicht viel von der missbrauchten und geschundenen Wahrheit. Aber wir spürten doch, wie existentiell notwendig dieses Fundament der Wahrheit in der freundschaftlichen Beziehung war. Auch wussten wir nicht, dass wir uns ein berühmtes Zitat aus der Weltliteratur geschworen hatten. Wir hatten ja Goethes Iphigenie noch nicht gelesen, wo Orest zu Iphigenie sagt: „Zwischen uns sei Wahrheit!" [57] Ein viel benutztes Zitat.

Die Wahrheit war das Fundament, das für uns Kinder unentbehrlich war, um sicher das Erwachsenwerden zu bestehen. Das ging lange gut, mit diesem Geländer der Wahrheit. Bis uns dann eines Tages der Plural unseres Wertmaßstabes entgegensprang: „Wahrheiten! ".Ja, gibt es denn mehrere Wahrheiten? Eine echte, und mehrere ein bisschen angeschwindelte? Ist das bisschen Lügen, das wir gerne Schwindeln nenne, also gar nicht so schlimm? Unsere kindliche Unschuld war geopfert, unsere Richtschnur zerrissen. Und mit ihr fielen manche anderen Tugenden in die Grube und waren verschüttet und das für immer und alle Zeit.

Und nun fangen wir an zu streiten über die Wahrheiten. Und da reihen wir uns ein bei vielen Philosophen und Denkern, bei Literaten und Filmemachern, bei Theologen und Geisteswissenschaftlern, aber auch bei Stammtischbrüdern und Kaffeeklatschtanten. Und dann beginnt der Streit um die Wahrheiten, die philosophische, die logische, die moralische und manch andere noch.

Wahrheit, was ist das nun eigentlich? Wir müssen uns kurz mit Definitionsfragen beschäftigen: „Wahrheit ist das", so sagt es das Lexikon, was entsteht „wenn das, was war, übereinstimmt mit dem, was angesagt wird". Dies nennt man bisweilen auch die klassische Definition der Wahrheit. Das heißt also die Übereinstimmung der Aussage mit dem tatsächlichen Sachverhalt, mit der Wirklichkeit. Die Griechen benennen die Wahrheit als „aletheia", die Lateiner als „veritas". Wahrhaftigkeit ist eine moralische Kategorie, daran wird die Zuverlässigkeit eines Menschen gemessen. Die Lehre der Beziehungen wahrer Aussagen untereinander ist die Logik. Und im religiösen Sprachgebrauch nennt man das Wahre kanonisch, das heißt zum anerkannten Kanon gehörig.

Das Gegenteil von wahrer Aussage ist die Unwahrheit oder die Falschheit. Eine Untereinheit der Unwahrheit ist die Lüge, die eine absichtliche Falschaussage bezeichnet. Eine Untereinheit der Lüge ist die Unterlassung oder die Unterschlagung. Das ist ein absichtliches oder versehentliches Auslassen wesentlicher Information. Soweit Begriffe und Kurzdefinitionen.

Umgangssprachlich benutzen wir ja meist nur die Analogpaare wahr und falsch. Und es ist doch bemerkenswert, dass heute die Jugendlichen umgangssprachlich für das Wort wahr „echt" sagen. „In echt" sagen sie. Und dieses eine Wort reicht auch als Vokabel für alle Unterordnungen der Wahrheit, die ich eben genannt habe. Hinter „ in echt" steht der Wunsch, das Wahre, das Echte und Beständige zu hören. Auch wenn das Gehörte noch so un„wahr"scheinlich klingt.

Für das Unwahre, das Falsche, das Böse, das Doofe haben die Jugendlichen heute auch nur ein Wort, das sie fast noch häufiger benutzen als das Wort „in echt“. Wir alle kennen dieses Wort aus der Fäkalsprache, mit der alles Falsche bezeichnet wird. Deshalb brauche ich es hier ja nicht zu nennen.

Ich will nun versuchen, klar zu machen, wie uns heute die Wahrheit vielfältig abhanden gekommen ist. Wie sehr wir heute vom Unwahren umgeben sind, ohne es zu merken. Wie sehr wir darunter leiden, ohne es zu merken. Und wie sehr wir uns nach dem Wahren, Echten und Beständigen sehnen, auch oft ohne es zu merken. Oder wie oft wir das Unwahre bemerken und es doch dulden oder auch gegen unsere Überzeugung ertragen müssen.

Das Feld ist sehr weit. Es gibt dazu unendlich viele Beispiele und Geschichtchen. Ich muss mich auf ganz weniges beschränken. Aber ich bin sicher, Ihnen fallen auch viele Beispiele ein, auch wenn Sie später einmal dieses Thema weiterdenken.

In meinem Beruf als Arzt kenne ich die Frage nach der Wahrheit. Man beziffert ja die Zahl der Gespräche, die ein Arzt mit Patienten im Laufe seines Ärztelebens führt auf über 250 000. Wie oft geht es da um Wahrheit! Wenn sich das Leben dem Ende zuneigt, zum Beispiel, dann wird die Frage nach der Wahrheit essentiell. „Herr Doktor, sagen Sie mir die Wahrheit, ich kann sie vertragen ...“ Das war eine häufige Bitte. Oft von denen, die sie gar nicht gut vertragen konnten.

„Ich werde Dir schon die Wahrheit geigen“ ist eine alte Redensart. Ist Ihnen schon einmal aufgegangen, dass damit der Tod, dieser Knochenmann mit seiner Fiedel gemeint ist, der das Lied vom Tod aufspielt, die letzte Wahrheit.[58]

Besonders die drei Informationen: „Ja, Sie haben Krebs“ und „Leider ist die Krankheit trotz unseres Bemühens weiter fortgeschritten“ und schließlich „Ja, die Krankheit wird bald zum Ende führen“ lösen oft genug Tränen, Wut, Verständnislosigkeit und einen schockähnlichen Zustand aus.[59] Jeder Arzt hat insgeheim Angst vor dem Moment, wo er die nackte Wahrheit sagen muss. Wenn dann womöglich ein Patient nach der

Wahrheit über eine todbringende Krankheit völlig aus dem Gleichgewicht gerät. Oder in einen Ausnahmezustand gerät und sich etwa das Leben nimmt. Und wenn dann die Angehörigen mit ihren Anwälten und dem Reporter der Bild-Zeitung über den Arzt herfallen, der diese rückhaltslose Aufklärung durchgeführt hat, dann ist das eine schlechte Situation für den Arzt.

Natürlich gibt es unter den Patienten auch die Verleugner. Das sind die Menschen, die die Wahrheit nicht hören wollen.

Und unter den Ärzten gibt es diejenigen, die keinem Patienten die Hoffnung nehmen wollen und alles verharmlosen und beschönigen. Aber heute ist es nicht mehr akzeptabel, die Wahrheit zu verschweigen. In der Arzt-Patienten-Beziehung liegt der Schwerpunkt auf Vertrauen, Glaubwürdigkeit, Zuverlässigkeit. Und das ist nur mit Wahrhaftigkeit zu erreichen.

Zuverlässigkeit wünschen wir Menschen uns in allen Beziehungen mit unseren Mitmenschen. Wir wünschen uns Zuverlässigkeit und wir erwarten sie auch. Zuverlässigkeit ist ganz erheblich abhängig vom Wahrheitsgehalt dessen, was der andere von sich gibt. Danach wird seine Zuverlässigkeit gemessen. Das gilt für jede zwischenmenschliche Beziehung. Zu einem vertrauensvollen Verhältnis in jeder Partnerschaft, wie auch zu einem vertrauensvollen Arzt-Patienten Verhältnis gehört es, dass man sich auf die Aussage des Partners ganz verlassen kann.

Das bedeutet beim Arzt, dass man sich darauf verlassen kann, dass er die Wahrheit über das, was erreicht ist und über das, was nicht erreicht werden kann, ganz selbstverständlich mitteilt.

Mir ging es da als Hausarzt relativ gut. Das heißt, mir ging es besser als dem Chefarzt, der einmal in der Woche für drei Minuten am Krankenbett steht und seine Patienten nur sehr oberflächlich kennt. Ich kannte meine Patienten und deren Familien meist über Jahre, ja sogar über Jahrzehnte. Dadurch

konnte ich vieles viel besser einschätzen. Auch die Belastbarkeit des Einzelnen. Ich kannte ihn ja in seinem Familienverband, in seinem sozialen Kontext, wie man das heute nennt. Und dadurch wusste ich schon eher die passenden Worte zu finden, den richtigen Ansprechpartner zu suchen und in ihm Helfer zu finden. Und vielleicht auch den richtigen Tonfall zu treffen. Obwohl das alles auch für mich nicht immer leicht war.

Kommen wir zu einem Beispiel aus der Praxis, wo es um die Wortwahl für die Wahrheit geht:

Ein Krebspatient hat Knochenmetastasen. Die Chemotherapie bringt eine Rückbildung dieser Metastasen. Aber dem Patienten geht es nicht gut. Er fragt mich: Doktor, werde ich wieder gesund? Was sage ich?

Wenn „meine Wahrheit", das heißt meine persönliche Überzeugung mir sagt, der schlechte Zustand des Patienten jetzt liegt an den Nebenwirkungen der Chemotherapie, dann müsste ich „Ja" sagen. Also sage ich sinngemäß: „Ja, das wird wieder, das sehen Sie doch an den Befunden!" Wie aber geht es ihm und auch mir, wenn es mit der Krankheit dann doch immer schlimmer wird?

Wenn ich glaube, die Metastasen sind nur im Moment etwas vermindert, aber ich weiß aus meiner Erfahrung, sie kommen sicher und mit Gewalt wieder, dann müsste ich „Nein" sagen. Sinngemäß werde ich sagen: „Also ganz gesund werden sie wohl nicht mehr".

Wenn ich zwischen beiden Meinungen stehe, müsste ich ehrlich sagen: „Ich weiß es nicht". Eine schlechte Aussage, so glaubt jeder Arzt. Eigene Unsicherheit zugeben? „Der Doktor weiß auch nichts" sagt der Patient. Der weiß nichts, der kann nichts.

Also wenigstens dieses „Ich weiß nicht" doch hoffnungsvoll unterlegen. Ärzte lernen dann zu sagen, so steht es im Palliativmedizin-Lehrbuch, „Ich denke schon, dass Sie sich begründete Hoffnung machen können, dass es aufwärts gehen wird."[60]

Bei allem „Ja", „Nein", „Ich weiß nicht" bedeutet es aber für den Arzt. dass er seine Patienten nicht belügen darf. Dem Patienten alles zu sagen, was er aufnehmen kann, was er fassen kann und vertragen kann, ist wichtig. Also ehrlich auf seine Fragen zu antworten. Also ein Stück weit die Information zu vermitteln, die der Patient selbst erfragt, selbst initiiert hat. Dabei darf der Arzt sich nicht aus seiner Verantwortung stehlen. Er sollte zuverlässig und glaubwürdig sein.

Vielleicht weiß der Patient gar nicht, was er fragen soll oder was es zu fragen gibt. Oder er traut sich einfach nicht Fragen zu stellen.[61] Der Schweizer Dichter Max Frisch hat einmal gesagt: „Man sollte dem anderen die Wahrheit wie einen Mantel hinhalten, dass er hineinschlüpfen kann, und sie ihm nicht wie einen nassen Lappen um die Ohren schlagen".[62]

Wie sieht die Wahrhaftigkeit in der Praxis aus?

Einen Fall aus der Praxis vergesse ich nicht. Er hat sich in ähnlicher Konstellation mehrfach wiederholt.

Eine Frau kommt aus der Klinik, wo sie ihren Mann besucht hat. Der Stationsarzt hat ihr die Krebsdiagnose ihres Mannes eröffnet. In meiner Sprechstunde sagt sie: „Wenn mein Mann morgen entlassen wird und dann zu Ihnen kommt, sagen Sie ihm bloß nicht, dass er Krebs hat. Er kann das nicht ertragen, der gibt sich dann auf ..."

Und am nächsten Tag kommt der Mann in die Sprechstunde zu mir und sagt: „Doktor, so ist das. Ich habe Krebs. Und nun wird es bald zu Ende sein. Aber sagen Sie das bloß nicht meiner Frau. Die kann das nicht aushalten ..."

Hier ist die Aussprachevermittlung angezeigt. Ein Gespräch mit beiden und mit voller Wahrheit. Danach ist dann der Umgang miteinander so viel wahrer und echter. Hilfreich für alle: den kranken Mann, die pflegende Frau, den helfenden Arzt.

In dem Buch „Das sprachlose Paar" von Mathias Jung[63] finden wir viele solche Beispiele. Sprachlosigkeit opfert immer Wahrheit. Und wenn es ein solches „Niemandsland" gibt, das beide Partner nicht betreten, nicht besprechen, dann ist der Umgang miteinander schwer. Dann fehlt das Echte in der Beziehung. Das Echte ist also etwas, was nur mit der Wahrheit zusammen gedeiht.

Als Arzt brauchte ich diese Wahrheit, um mit dem Patienten zusammen zu arbeiten und ihn mit Liebe zu führen. Ich entsinne noch, wie Prof. Julius Hackethal das einforderte, in seinen Beiträgen für die GGB: den Patientenarzt aus Liebe. Er stand neben mir auf der Bühne in Lahnstein und boxte mich bei dieser Forderung in die Seite. War es, um mich als solchen anzuerkennen oder um mich aufzufordern auch ein solcher zu werden, oder nur um seine Forderung dadurch zu bestärken?

Aber war es die restlose, die nackte, die ungeschminkte Wahrheit, mit der ich meine Patienten führen konnte? Wie viele meiner Vermutungen, Befürchtungen, die erst durch weitere Untersuchungen entkräftigt werden mussten, habe ich für mich behalten müssen. Schon um den Patienten nicht unnötig täglich auf eine andere Fährte zu locken und dadurch zu beunruhigen, wenn ich wieder etwas Neues entdeckt hatte und das Krankheitsbild sich wandelte.

Also war es doch nicht die Wahrheit, mit der ich die Patienten führte? Ist es nicht, wie eben zitiert, dann die Unterlassung, die Unterschlagung als Untereinheit der Lüge, mit der ich habe arbeiten müssen, wenn ich nicht alles sagen durfte?

Dazu eine kleine Begebenheit aus meiner Praxis:

Eine Patientin, Mitte 60, bestellt einen Hausbesuch und will auch auf mehrfaches Fragen nicht sagen, was ihr fehlt. Ich treffe sie aufgeräumt und munter. Tee steht auf dem Tisch, Blumen und eine Kerze und ich muss mich setzen. „Heute sind es genau fünf Jahre her, da war ich mit meinem schmerzhaften Knie bei Ihnen in der Sprechstunde. Sie haben das Knie angesehen, eine finstere Miene gemacht und mich zum Röntgen geschickt. Der Röntgenarzt bekam das Bild von seiner Assistentin gereicht, knallte es an den Betrachtungskasten und sagte nur: ‚tse, tse, tse!' Da wusste ich es, es war Krebs! Ich bin in die Stadt gefahren und habe mir in der Universitätsbuchhandlung ein teures Buch über Knochenkrebs gekauft und da steht: ‚Wenn man fünf Jahre nach der Diagnose noch lebt, hat sich der Krebs nicht bestätigt!' Heute ist das fünf Jahre her, auf den Tag genau. Da hatte sich wohl der Arzt geirrt. Jetzt ist die Qual vorbei."

Fünf Jahre Leiden für ein dreimaliges „tse, tse, tse". Unglaublich, was wir Ärzte da alles anrichten können.

Ein Beispiel zum Thema Wahrheit. Und noch einmal kurz in die forschende Medizin.

Kürzlich hat die Deutsche Bundesärztekammer vorgeschrieben, dass ab sofort Professoren und Wissenschaftler, die über wissenschaftliche Themen publizieren, ihre Verbindungen zu Unternehmen, Gruppierungen und Verbänden offen legen müssen, wenn diese etwas mit dem Thema der Veröffentlichung zu tun haben. Und diese Verbindungen müssen am Ende der Veröffentlichung gedruckt werden. Das soll der Wahrhaftigkeit der Aussage dienen.

Ach, wie sehr habe ich das begrüßt, wie hätte sich Dr. Bruker über diese Anordnung gefreut!

„Miet-Mäuler" haben wir diese Professoren genannt, die für eine Firma schreiben und deren Produkte hochjubeln. Zum Beispiel Medikamente. Oder Margarine. Wenn Professor Schettler als Kardiologe dann Becel anpreist als Heilmittel gegen Arteriosklerose und Prophylaxe für den Herzinfarkt. Und wie schwer fällt es dem Leser, einzuordnen, wie aussagekräftig die Äußerungen dieses Professors sind.

Was ist weggelassen, nicht gesagt oder beschönigt in der Veröffentlichung? Wo ist die Glaubwürdigkeit? Wo ist die Wahrheit? Jahrzehntelang, so konnte man es im Jahr 2007 im „Deutschen Ärzteblatt“ lesen[64], haben sich Mediziner auch in verantwortlichen Positionen von der Tabak-Lobby kaufen lassen, um die gesundheitlichen Folgen des Tabakkonsums zu verharmlosen. Das geschah durch die vorhin benannten Gegenteile von Wahrheit: durch Unterdrückung von Forschungsergebnissen, die die Tabakindustrie belasteten, durch „Verdünnung“, indem Forschungsprojekte mit vermuteten industriefreundlichen Ergebnissen gefördert wurden. Und durch Ablenkung, Verheimlichung und Manipulation.

Wir haben dies in unserer Zeitschrift Der Gesundheitsberater kommentiert.[65] Das alles sind Methoden, die die Wahrheit verschleiern, unterdrücken und zugleich aber auch den Menschen, der so arbeitet, hochgradig diskreditieren.

Inzwischen gibt es Experten, „Spin-Doktoren“ genannt, die die Wahrheit bei einer Katastrophe oder einer Unregelmäßigkeit in der Wirtschaft so verdrehen und das verdeckt in den Medien verkünden, dass die Firma unbeschadet bleibt. Berufsmäßige Wahrheits-Verdreher wäre die rechte Übersetzung für Spin-Doktoren. Spin heißt auf deutsch: Dreh. Man gibt der Nachricht nur einen anderen Dreh. Fragen wir dazu Bertolt Brecht in seinem Galilei: „Wer die Wahrheit nicht weiß, der ist bloß ein Dummkopf. Aber wer sie weiß und sie eine Lüge nennt, der ist ein Verbrecher!“[66]

Im Volksmund heißt ein Sprichwort: „Wer einmal lügt, dem glaubt man nicht, und wenn er auch die Wahrheit spricht!“ Und deshalb arbeiten die Spin-Doktoren in ihren Agenturen verdeckt.

Doch die als Mietmäuler genannten Damen und Herren Wissenschaftler sind sehr rasch wieder an vorderster Front der Meinungsbildner zu sehen. Dr. Bruker hat viele solcher Leute mit Namen benannt. Beim Zucker, beim Jod, beim Impfen. Meist helfen diesen Personen ihre Titel und die Positionen, die sie inne haben, um wieder zu erscheinen. Selbst wenn bekannt wurde, dass ihre Aussagen nicht stimmten oder zumindest nicht vollständig und gekauft waren.

Und entgegen dem eben genannten Sprichwort hat die breite Masse der Menschen, die von ihnen hört oder liest, diesen Damen und Herren ihre Fehlinformation rasch verziehen und sie vergessen. Für Geld und – wie es in amtlicher Sprache heißt – für „geldwerte Vorteile“ und unter dem Deckmantel von Titel und Positionen erscheinen sie schnell wieder mit neuen, meinungsbildenden Aussagen. Nebensächlichkeiten in den Vordergrund schieben, Verheimlichen von Wichtigem, Unterdrücken von Bedeutendem, Weglassen von Entscheidendem, das sind Methoden gegen die Wahrheit.

Ein langes Leben lang hat Dr. Max Otto Bruker darum gekämpft, diese Fehlinformationen aufzudecken. Mit wie viel Personen, Institutionen, Industrien und Firmen hat er sich angelegt und für die Wahrheit gestritten. Und er hat nicht als Querulant für sich selber gestritten, sondern als Wahrheitssuchender für uns alle! Er war ein fanatischer Wahrheitssucher und Wahrheitsfinder. Ihm verdanken wir eine Fülle von Informationen zum Wahren und zum Echten. Wer seine Biographie kennt, weiß wie schwer solch ein Weg zur Wahrheit ist. Wie viele Feinde auf diesem Weg lauern. Aber er hat uns bewiesen, dass man diesen Weg gehen kann. Und dass man sich auf diesem Weg Tausende von Gefährten holen kann, denen die Begleitung eines solchen Rebells großen Gewinn bringt für das eigene Leben in Wahrhaftigkeit. Dafür sind wir alle Dr. Bruker in höchstem Maße dankbar. Seinem ehrenwerten Gedächtnis hatte ich auch diese Ausführungen eingangs gewidmet.

Was haben wir von ihm gelernt? Sag die Wahrheit! Was ist denn drin in der „Hühnersuppe Suppenliebe“ aus dem Hause Knorr, jener Tütensuppe für 4 Personen für 49 Cent? Im Zutatenverzeichnis steht kleingedruckt auf der Rückseite nichts von Hühnerfleisch. Dort steht: 76% Hartweizengrießteigwaren, jodiertes Speisesalz, Geschmacksverstärker, Hefeextrakt,

Aroma, Hühnerfett, Gemüse, Stärke, Kräuter, Curcuma, Molkenerzeugnis.

Also das Hühnerfett, an sechster Stelle genannt, rechtfertigt das den Namen Hühnersuppe? Kein Fleisch drin? Nicht mal die zwei Gramm „Trockenhuhn“ in Form von Kügelchen, die sieben Gramm vom Hühnerfleisch, „Nasshuhn“ genannt[67] entsprechen sollen, wie Hans-Ulrich Grimm sagt. Die Wahrheit, die uns den Geruch und Geschmack der Hühnersuppe beim Zubereiten und Essen in das Haus und auf die Zunge bringt, heißt „Aroma“.

Diese Wahrheit stammt nicht vom Huhn sondern aus der Retorte der Fabrik. Die Wahrheit müsste uns das Produkt als „Trockenextrakt mit chemischem Huhnaroma“ verkaufen. Diese Suppe lügt! Und so hat Hans-Ulrich Grimm auch sein Buch genannt, in dem diese und zahlreiche andere Unsäglichkeiten zu lesen sind.[68]

Sag die Wahrheit! Was heißt denn naturidentisches Aroma? Ist es das Geschmackserlebnis für das menschenidentische Lebewesen? Was verbirgt sich hinter dem Wort Lebensmittel-Zusatzstoff? Warum taucht der Zucker mit zehn verschiedenen Namen auf der Zutatenliste auf? Redet die Wahrheit mit uns! Wenn wirklich das draufstände, was drin ist, würden wir wohl vieles nicht mehr essen wollen. Das wissen die Hersteller genau. Also wieder eine Unterlassung, die Unterform der Lüge!

Sag die Wahrheit, Bofrost oder wie Du heißt, der Tiefkühlkost herumfährt. Die Aufschrift auf dem Wagen: „Hier kommt Ihre Frische“ ist gelogen. Denn da kommt lauter eingeschlafenes Zeug. Diese Produkte sind auch, wenn sie ausgeschlafen haben, nicht frisch!

Das ist ein breites Feld, auf dem in der Werbung geschwindelt und unterlassen wird.[69] Und ein schwieriges und unübersichtliches Terrain. Ein ganzes Wochenende und mehr müssten wir uns von Werbepsychologen trainieren lassen, um

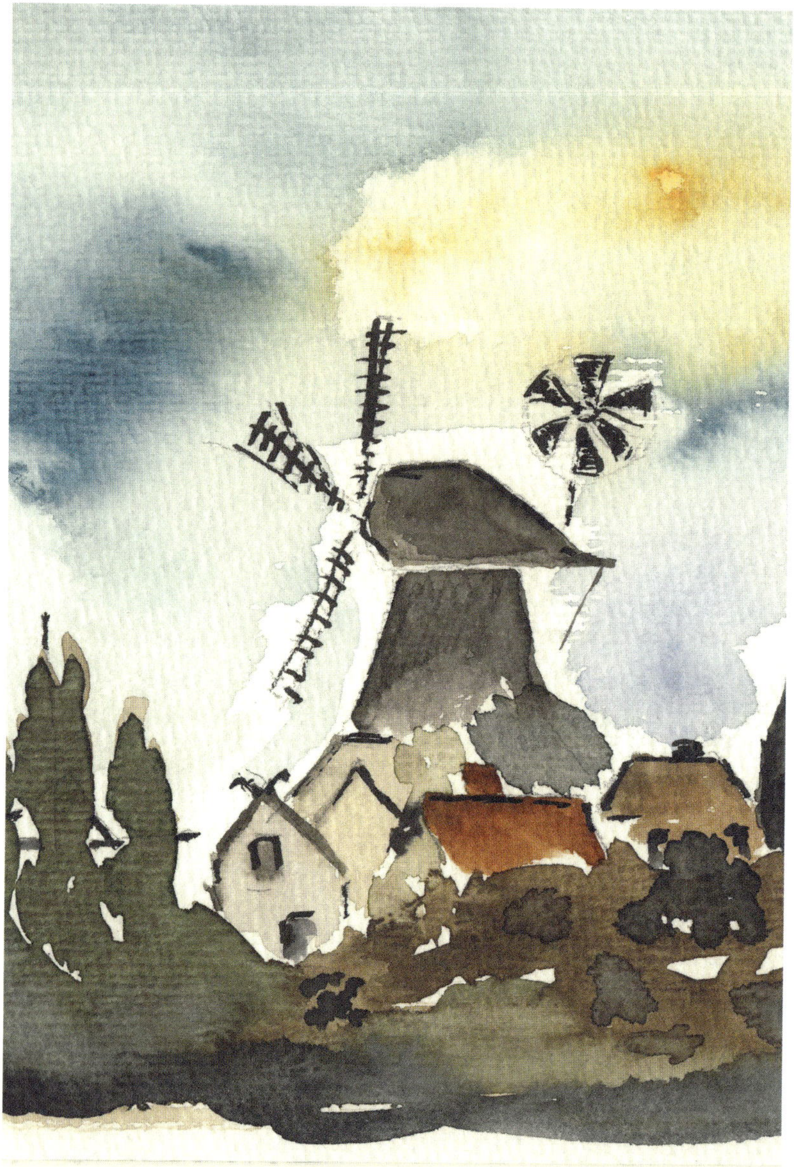

dieses Geflecht von psychologisch ausgefeilten Unwahrheiten zu durchdringen.

Im Moment kämpfen wir NGOs, das heißt die ehrenamtlichen, umweltbewussten Nicht-Regierungs-Organisationen darum, dass die genveränderten Lebensmittel wahrheitsgemäß gekennzeichnet werden. Es ist unvorstellbar, wie schwierig das ist. Und wie viele Gruppierungen diese Schwierigkeiten bereiten und an dem, was wir vorhin Unterlassung nannten, ein hohes Interesse haben.

Aber nicht nur heute wird um die Wahrheit gekämpft und gestritten. Und nicht nur heute wird die Wahrheit so verfälscht. Gewiss werden die Methoden der Wahrheitsunterdrückung und Verfälschung immer raffinierter, immer psychologisch ausgefeilter und durchtriebener. Aber Wahrheit war immer schon höchstes Gut. Das Gegenteil von Wahrheit ist herbeigeflunkert oder hinzugedichtet. „Dichtung und Wahrheit“ nennt Goethe seine Autobiographie.

Wir schwören bei der Wahrheit: „Die Wahrheit, die ganze Wahrheit und nichts als die Wahrheit“ war eine alte Schwur- und Beteuerungsformel. Und heute noch heißt es beim Schwur: „So wahr mir Gott helfe“. Den Lügnern wurde früher die Hand abgehauen oder mindestens ein Finger, der Schwurfinger, abgehackt. Den Lügnern und Betrügern wurde der Ohrring herausgerissen, so, dass es eine bleibende Verletzung am Ohr gab, eben ein Schlitzohr. Bis heute nennen wir die Betrüger so. In vielen Redensarten haben sich Ermahnungen zur Wahrheitsliebe erhalten

Es gibt ein Buch, 1000 Seiten stark und über 2000 Jahre alt, das das Thema Wahrheit als zentrales Thema behandelt; die Wahrheit und Lüge zwischen den Menschen. Und es berichtet von den Schicksalen der Menschen. Schicksale, in denen auch Wahrheit und Lüge eine entscheidende Rolle spielen. Es ist die Bibel. In der Bibel kommt das Wort „Wahrheit“ viele Male vor, das Wort „wahr" zusätzlich noch. Dazu kennen wir aus der Rede Jesu das Wort „wahrlich", wie es der Evangelist Matthäus mehrfach zitiert. „Wahrlich, ich sage Euch…" ist eine häufige Rede-Eröffnung von Jesus. „Wahrlich" ist so etwas wie eine zusätzliche Bestätigung der Echtheit der Aussage. Es ist wie ein Ausrufezeichen vor dem Satz, der dann folgt.

Jesus war der große Wahrheitsverkünder vor 2000 Jahren. Im Matthäus-Evangelium steht einer seiner bekannten Sätze zu unserem Thema: „Eure Rede aber sei: ja, ja; nein, nein. Was darüber ist, das ist vom Übel."[70]

In seinem göttlichen Auftrag sieht Jesus sich selbst als die Inkarnation der Wahrheit: „Ich bin der Weg, die Wahrheit und das Leben" sagt er[71]. Von ihm stammen die intensivsten Ermahnungen, wahr und wahrhaftig zu sein und zu leben.

Vor Pilatus zum Tribunal gestellt sagt Jesus: „Wer aus der Wahrheit ist, der hört meine Stimme". Daraufhin antwortet Pilatus mit der Frage: „Was ist Wahrheit?"[72] Man führt diese Frage bis heute auch als „Pilatus-Frage" an. Dieses Wort steht auf dem Papyrus 52, der 120 Jahre nach Christus geschrieben worden ist und in den 50er Jahren des vorigen Jahrhunderts in Qumran gefunden worden ist. Das älteste Schnipselchen aus der Bibel, das gefunden wurde.

Also schon damals, vor 2000 Jahren, das gewaltige Ringen um die Wahrheit und die Erkenntnis der Unmöglichkeit, die Wahrheit ganz zu erfassen.

Doch schon 1000 Jahre vor Jesus waren im Alten Testament die Geschichten vom Paradies aufgeschrieben. Diese uns allen bekannte von Adam und Eva und dem „Baum der Erkenntnis". Wenn man von den Früchten diese Baumes isst, werden einem die Augen aufgetan, man ist wie Gott und weiß was gut und böse ist[73]. Das heißt, man ist dann im Besitz der ganzen Wahrheit, der „nuda veritas", der nackten Wahrheit, wie es Horaz später nannte.[74] Ein alter Traum der Menschheit, schon damals in den heiligen Büchern der Menschheit so ausgemalt.

Und wir wissen, wie es ausging. Damals so wie heute. Es setzt dieses Versteckspiel ein: Adam sagt, die Eva war es; Eva sagt, die Schlange war es ... Es lief schon damals ab wie es heute noch ist.

Dekalog nennt man die Zehn Gebote, die als Richtlinie des Lebens und Handelns der Menschen miteinander in der Bibel vor mehreren tausend Jahren aufgestellt sind, und die noch heute Basis unseres Grundgesetzes und vieler anderer Rechtssysteme sind. In den Zehn Geboten wird auch die Handelsmaxime Wahrheit gefordert. Und zwar im achten oder neunten Gebot (je nach Zählung): „Du sollst nicht falsch Zeugnis reden wider Deinen Nächsten“[75]. Das ist die inhaltliche Forderung nach Wahrhaftigkeit im eigenen ungeteilten Leben mit wahrem Denken, wahrem Handeln und wahren Reden. Das führt nach Aussage der Theologen zu einem Leben „mit der Wahrheit über sich selbst“.[76] Und bei dem Nächsten führt das zu Vertrauen.

Immer waren Mahner nötig, die zur Wahrhaftigkeit aufforderten. In der Bibel nennt man sie Propheten. Der Prophet Sacharja, der um 520 vor Christi Geburt gelebt hat, sagt seinen Mitmenschen: „Das ist's aber, was ihr tun sollt: Rede einer mit dem anderen Wahrheit und richtet recht, schafft Frieden in euren Toren, und keiner ersinne Arges in seinem Herzen gegen seinen Nächsten und liebt nicht falsche Eide ...“[77]

Hebräisch heißt es: Dabru emet isch ät reehu. Redet Wahrheit, einer mit dem anderen. Sacharja hat uns damit den Titel für diesen Vortrag heute hier gegeben. Redet verlässlich miteinander! Martin Buber übersetzt: Redet treulich jedermann zu seinem Genossen.[78] Emet hängt zusammen mit Amen. Und das bedeutet in unserer Sprache soviel wie Zuverlässigkeit, Beständigkeit, Treue.[79] Bei uns in Friesland wird das Amen übersetzt mit: „Dat is so, dat bliwt so und dat is wis wor!“ Eine dreifache Beteuerung der Wahrheit.

Es hat dieses Ringen um die Wahrheit also schon immer gegeben. Aristoteles bezeichnet die Wahrheit in seiner Tugendtafel als eine Kardinalstugend. Albert Schweitzer sagt „Wahrhaftigkeit ist das Fundament des geistigen Lebens“[80].

„Wahrhaftigkeit und Politik wohnen selten unter einem Dach“ sagt der Dichter Stefan Zweig. Und dabei ist er schon 45 Jahre vor dem 18. September 1987 gestorben, dem Tag, an dem der Schleswig-Holsteinische Ministerpräsident Uwe Barschel vor dem Deutschen Bundestag sein großes Ehrenwort gab, das sich später als bewusste, große Lüge herausstellte.

Prof. Franz Walter, Politologe aus Göttingen schrieb neulich im Spiegel[81]: „Ein Politiker, der ein ‚grundehrlicher Kerl‘ sein möchte, wäre eine katastrophale Fehlbesetzung. Politiker“, so sagt er, müssen „kaltschnäuzig, unsentimental, knochenhart, listig sein. Sie müssen als kühl kalkulierende Strategen überzeugen. Aber ein Stratege darf um Himmels willen nicht auf dem offenen Markt Wahrheiten ausplaudern. Ein Stratege hat die nächsten Züge nicht anzukündigen, gar zur Abstimmung zu stellen. Ein Stratege operiert geheim; er täuscht, legt falsche Spuren, hebt Fallgruben aus, lauert hinter Hecken. … ohne Skrupel … Man muss nur aufpassen, dass dies alles zugleich als ‚glaubwürdig‘ erscheint.“

Auch Hannah Arendt[82], die brillante Analytikerin totaler Herrschaft, ordnete die gezielte Täuschung dem „Handwerk nicht nur der Demagogen, sondern auch des Politikers und sogar des Staatsmannes“ zu. „Niemand“, so Hannah Arendt weiter, „hat je die Wahrhaftigkeit zu den politischen Tugenden gerechnet“.

Franz Walter, der Politologe, rechnet die großen Politiker alle auch unter die „großen Lügner vor dem Herren“: Konrad Adenauer, Charles de Gaulle, Otto von Bismarck, Willy Brandt. Bei Umfragen haben die Politiker denn ja auch schlechte Ergebnisse. Wird nach Wahrhaftigkeit gefragt, stehen sie nicht unter den Top Ten. Greenpeace steht an oberster Stelle, gefolgt – man mag es kaum glauben – vom ADAC. Schlusslichter waren: die Katholische Kirche, der Deutsche Bundestag und der Bundeskanzler. (Zur Zeit der Statistik, die ich zitiere, war es noch ein Mann).[83]

Die Kirchen haben also auch nicht die Glaubwürdigkeit für sich gepachtet. Sieben von zehn Jugendlichen, die als Schüler regelmäßig an Gottesdiensten teilgenommen haben, kehren bis zum 23. Lebensjahr der Kirche den Rücken, berichtete ein Meinungsforschungsunternehmen der doch recht strengen Baptistenkirchen in den USA. Die Ausgetretenen nannten zu 44% „Heuchelei“ und zu 41% „Unaufrichtigkeit“ als Gründe ihrer Abwendung. Sie haben also ihrer Kirche Mangel an Glaubwürdigkeit vorzuwerfen und diesen Mangel auch bemerkt und benannt. Und daraus die Konsequenzen gezogen.[84]

Ich hatte Albert Schweizer zitiert und Stefan Zweig. Unendlich viele Zitate gibt es, bei unendlich vielen prominenten Menschen könnten wir nachfragen, was sie zum Thema Wahrheit gesagt haben. Goethe, Kant, Schleiermacher und Co. lassen grüßen.

Aber auch jeder einzelne von uns kann zu diesem Thema viel sagen. So entsann sich, ich glaube es war in einer meiner Sprechstunden, jemand der Aussage seiner Großmutter: „Junge, das wirst Du noch lernen: es gibt Dinge, die kannst Du sehen, die sind wirklich; und andere, die kannst Du nicht sehen und sie sind wahr.“

Ich berichte hier von einem Erlebnis, das mich nie losließ:

Ich bin mit einem Kollegen, der in meinem Dorf eine Praxis aufmachen wollte, im Dorf herumgegangen und wir haben alles Für und Wider der Praxisgründung besprochen und uns gleichzeitig die vielen schön gepflegten und soliden roten Klinkerhäuser unseres friesischen Dorfs angeschaut. Als wir, ein Jahr nachdem er seine Praxis eröffnet hatte, wieder durchs Dorf wanderten sagte er: „Das hat sich ja alles so geändert. Früher habe ich diese Häuser alle etwas neidvoll angesehen –

wie schön sie waren und wie ordentlich und sauber. So habe ich ihre Besitzer beneidet – jetzt weiß ich wie es in manchen darinnen aussieht: Krankheit und Sprachlosigkeit, Eheprobleme und Betrug, Schulden und zerstrittene Familien, weggelaufene Kinder, Sucht und allerlei anderes. Die Vorderfronten mancher Häuser sind für mich durchsichtig und gläsern und transparent geworden."

Es ist jetzt klar geworden, dass es viele Wahrheiten gibt. Und dass die Wahrheit auch immer etwas Subjektives hat. Der verliebte Junge, der zu seiner Angebeten sagt: „Du bist das schönste Mädchen der Welt", hält das für Wahrheit. Es ist seine Wahrheit. Seine subjektive Wahrheit und wir sehen, dass hier die Wahrheit eine Interpretation des Wahrgenommenen ist.

Gibt es denn eine objektive Wahrheit?

Einmal in meinem Praxisleben dachte ich, sie zu sehen, die objektive Wahrheit. Das ist schon eine Weile her, aber es lohnt, das kurz zu erzählen:

Ein leicht geistig Behinderter wird nach einem Disko-Besuch bei den Trümmern seines verunfallten Autos von der Polizei aufgegriffen mit einem erhöhten Alkoholspiegel im Blut. Er erzählt, er habe einen noch nüchternen Kumpel, den er erstmals in der Disko getroffen hatte, gebeten, ihn in seinem eigenen Auto, also in dem Wagen des Behinderten, nach Hause zu fahren. Der habe dann in der Kurve das Auto an den Baum gesetzt und sei abgehauen. Keiner glaubt ihm. Jeder Polizist kennt diese „angeblich nüchternen, plötzlich verschwundenen Kumpel" und bei dem Alkoholspiegel und der geistigen Leistung des Verunfallten glaubt ihm erst recht keiner. Drei oder vier Tage nach dem Unfall kommt er in meine Praxis, weil er Brustschmerzen hat. Und bei einer Untersuchung stelle ich Gurtprellmarken an der rechten Schulter fest, die eindeutig beweisen, dass er bei dem Unfall auf dem Beifahrersitz gesessen hat.

Genüsslich hat nach allen Beschuldigungen des Staatsanwalts vor Gericht in einer sehr emotional geführten Verhandlung sein Anwalt mich am Schluss als sachverständigen Zeugen aufgerufen und ich habe mit tadellosen Fotos den Tatbestand belegt und bewiesen. Und ich bin stolz wie der Retter aller unrechtmäßig Beschuldigten dieser Erde mit hoch erhobenem Haupt als Sieger aus dem Gerichtssaal geschritten.

Also das ist die Wahrheit, die objektive Wahrheit, die ich mit eigenen Augen gesehen habe und dann sogar noch im Bild festgehalten habe? Meine Augen täuschen mich nicht. Und mein Foto beweist ja alles!

Alle die jetzt im Inneren „Ja“ gesagt haben, lade ich zu einem Besuch zu uns an die Küste ein. Wenn Sie dann noch ein Fernglas mitbringen, so können Sie sehen, wie die Schiffe am Horizont scheinbar im Meer „versinken“. Schiffe, die sich in Richtung Horizont entfernen, werden nicht einfach nur immer kleiner, sondern „versinken“ regelrecht am Horizont im Meer. Bis zum Schluss nur noch der rauchende Schornstein oder das im Wind wehende Segel zu sehen ist und dann versinkt auch das. Also fällt das Schiff doch dort hinten runter von der Erdscheibe?

Kopernikus und Galilei lassen grüßen. Das mit der Scheibe war zu ihrer Zeit die Wahrheit. Die, die man ja sehen konnte. Und da die Kirche über die Lehre der Schöpfung wachte, konnte man sein Leben riskieren, wenn man diese Wahrheit anzweifelte und etwa von einer Erdkugel sprach. So wandelte sich zu Kopernikus Zeiten die Wahrheit. Und Tausende von Beispielen könnte man dazu noch aussuchen.

Also, was wir mit den eigenen Augen sehen, ist auch nicht immer „das Wahre“! Erst recht nicht, wenn es auf einem Foto festgehalten ist, so wie ich es noch naiv mit den Gurtprellmarken gemacht habe und gedacht habe. Vor einigen Jahren sah ich die ersten elektronisch verfälschten Fotos. Das Bild einer

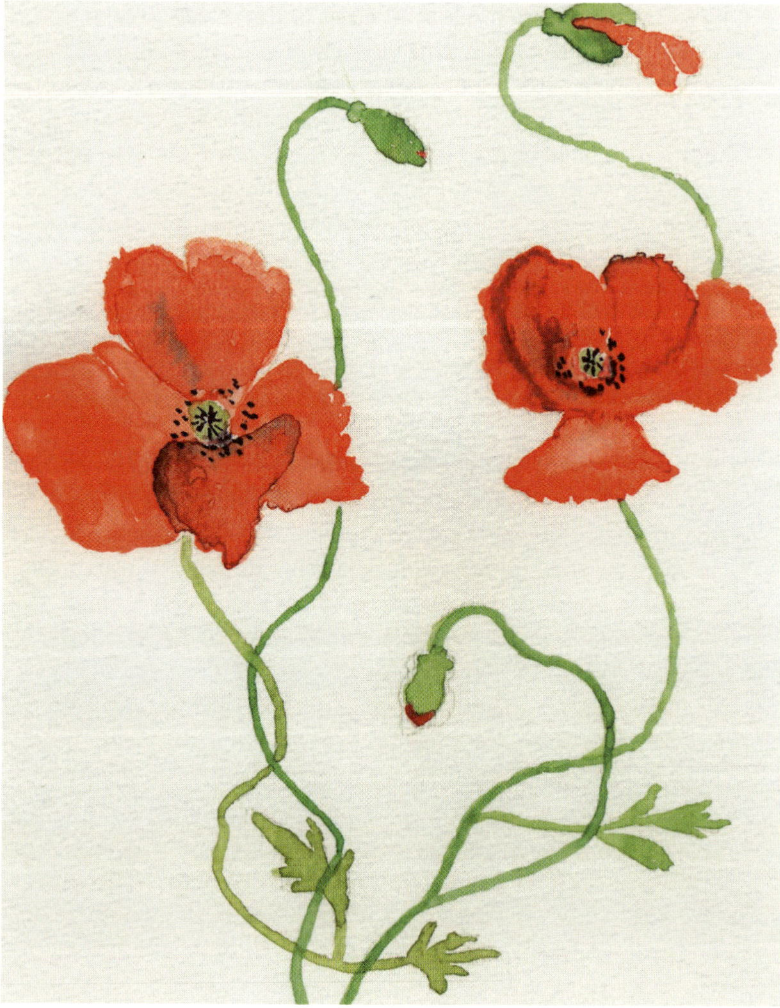

Leiche mit kleinen Blutspuren am Kopf vor einer Garage hatte ein Journalist aufgemotzt, um das Bild besser zu vermarkten. Mit einer größeren Blutlache am Kopf und einigen Einschusslöchern im Garagentor sah es unendlich viel gruseliger aus.

Seither weiß ich, dass auch ein Foto nicht mehr die abgebildete „nackte Wahrheit" ist. Da gibt es neuerdings statt der ungeschminkten die geschminkte Wahrheit. Was ich mit meiner digitalen Spiegelreflex so alles am Rande der Wahrheit abbilden kann, ist unglaublich. Und am Computer geht es dann erst richtig los. Da kann man die Wahrheit gnadenlos aus jedem Bild herauspixeln.

Als es in Heiligendamm in den politischen Gesprächen heiß herging, mussten die Journalisten auf den Pressefotos von Frau Merkel die Schweißflecken in der Bluse unter den Achseln wegretuschieren. Die Wahrheit wird entfernt, und seien es auch nur Schwitzflecken in der Bluse der Kanzlerin.

Und nun noch einmal eine zentrale Frage: Gibt es denn eine objektive Wahrheit? In der Kommunikationstheorie gilt frei nach Watzlawik[85]: „Wahr ist für B nicht was A sagt, sondern was B hört".

Fragen wir doch mal nach einer Party, wie es war, wie man die Party erlebt hat. Statt Party könnte ich sagen: den letzten Heiligabend, den Sonntagsspaziergang, den Ausflug zum Zoo oder den Urlaub. Als Antwort hören wir viele subjektiv empfundene private Wahrheiten. Nichts Objektives. Alle Äußerungen zusammen in einen Mixer! Aus der Mischung kann sich das größte gemeinsame Vielfache entwickeln, das sich asymptotisch einer Art objektiver Wahrheit nähern kann, aber sie nie erreicht.

Befragen wir den Palästinenserpräsidenten, den Israelischen Premier und die amerikanische Außenministerin über den Krisenherd Nahost. Wer sagt uns die Wahrheit? Alle drei! Aber jeder seine eigene, sicher für absolut richtig gefundene Wahrheit. Aber eben seine eigene, subjektive.

Die subjektiven Wahrheiten umgeben uns wie das Wasser die Fische. Und dabei sehnen wir uns doch nach der absoluten Wahrheit! Doch wer von sich sagt, er habe die absolute Wahrheit, ist ein Dogmatiker. Und das sind bekanntlich schwierige Mitmenschen, mit denen schwer zu diskutieren ist. An diesen Dogmatikern, den Michael Kohlhaas'[86] dieser Welt, erkennt man, dass absolute Wahrheit nicht geht. Dezenter Euphemismus, das heißt leichte Beschönigung, so sagt der schon zitierte Franz Walter in seinem Aufsatz „Lob der Lüge",[87] „dezenter Euphemismus und taktvolle Schmeichelei sind die Grundvoraussetzungen für einen halbwegs auskömmlichen Umgang miteinander. Die ganze Zivilisation ist abhängig davon, dass sich nicht Menschen jederzeit schonungslos die Wahrheit sagen, dass sie nicht mit trompetenhafter Ehrlichkeit kundtun, was sie vom anderen halten."

Gotthold Ephraim Lessing, hat ja mit „Nathan" eine großartige Tragödie zum Thema Wahrheit verfasst. Von ihm stammt eine persönliche Feststellung:

> *„Wenn Gott in seiner Rechten alle Wahrheit und in seiner Linken den einzigen immer regen Trieb nach Wahrheit, obschon mit dem Zusatze, mich immer und ewig zu irren, verschlossen hielte, und spräche zu mir: Wähle! Ich fiele ihm mit Demut in seine Linke und sagte: 'Vater, gib! Die reine Wahrheit ist ja doch nur für dich allein.'*[88]"

Ich war in der Vorbereitung dieses Vortrags einmal wieder in der Schule und habe mit Schülern der zehnten Klasse unserer Realschule im freiwilligen Nachmittagsunterricht mehrere Doppelstunden zum Thema „Wahrheit" verbracht. Ich wollte wissen, wie viel ihnen dieser Begriff noch bedeutet. Und ich wollte wissen, wie sie in diesem Leben voller Illusionen und Belogenwerden zurechtkommen. Ergebnis: Es hat sich eigentlich in dieser Hinsicht nicht viel geändert seit meiner Schulzeit.

Beim bewussten Lügen haben Jugendliche immer noch ein flaues Gefühl im Bauch, so wie wir damals. Immer noch fühlen sie sich entlastet, wenn der Belogene ihnen vergibt. Und noch immer suchen sie auch diese Vergebung. Noch immer gibt es kleine Strafen von Zuhause für das Lügen, wie Ausgehverbot, Hausarrest, Taschengeldbeschränkung, kleine Pflichtarbeiten im Haus. Neu sind vielleicht das Telefonverbot und das Computerverbot.

Die Wahrheit spielt in den Jugendfreundschaften noch immer eine herausragende Rolle. Zum Wort Wahrheit fallen sofort die Worte Zuverlässigkeit, Glaubwürdigkeit, Vertrauen, Ehrlichkeit und Gewissen. Und wenn von Unwahrheit die Rede ist, nennen die Schüler Misstrauen, Angst, Zurückhaltung, Abwendung. Das alles gilt für meine Beobachtungen in unserem sehr ländlichen Bereich. Ich wohne in einem Dorf mit 9000 Einwohnern. In der Stadt ist das sicher etwas anders.

Und doch: das, was mich unterscheidet von meinen Schülern, war genau das, was ich herausarbeiten wollte. Ich bin, um in der Jugendsprache zu bleiben, genervt über das ständige bewusste Angeschwindelt-Werden in der Öffentlichkeit, in allem Kommerz und in der Wirtschaft. Zum Beispiel dort, wo das Wahre nur noch im Kleingedruckten unten oder auf der Rückseite des Bogens zu finden ist. Und wo das Wahre mir damit die Fußangeln legt. Der Erfolg der „Illusionsindustrie" beruht ja darauf, dass ihr jetziges Publikum die Wahrheit gar nicht mehr wissen will. Und da fühle ich mich langsam alt, oder durch die GGB mit ihrem Wahrheitssinn „verdorben".

„Meine" Schüler in der zehnten Realschulklasse sehen das alles ganz locker. Auf die Frage: Wie stehst Du zu dem Satz „Die Welt will betrogen werden" reagieren sie sprachlos und bemerken nur: „Ei, das ist doch gerade schön, in dieser Welt zu leben, wo man auf Knopfdruck alles machen und haben kann, auch wenn es gar nicht da ist. Oder normal gar nicht geht. Wir wissen gar nicht, was Sie da immer von ‚betrogen' reden."

Aber dem Satz: „Wer einmal lügt, dem glaubt man nicht", dem geben mehr als 80 Prozent ihre Zustimmung.

In der Frage, ob und warum sie die Produkte der Kosmetikindustrie trotzdem kaufen und benutzen, wenn sie doch vorher gerade gesagt haben, dass deren Heilsversprechen (wie etwa: Nie mehr Pickel, schöne lange Wimpern, kein Speck an den Problemzonen) unhaltbar und dreist gelogen sind. In dieser Frage reagieren sie schizophren. Sie kaufen die Produkte doch. Sie sind im Bannkreis der psychologischen Werbung gefangen und merken nicht, dass ihr gesundes Empfinden eingelullt, ausgehebelt, stillgelegt ist. Sie glauben widersprechen zu können, widerstehen zu können und können es doch nicht. Die Werbung hat gewonnen, auch wenn sie rational als lügnerisch eingestuft war.

„Meine" Schüler sind einfach besser adaptiert an dieses System. Sie leben gut mit diesen vorhin von mir als schizophren bezeichneten Einstellungen. Ob sie es sich selbst eingestehen? Da bin ich mir nicht so sicher. Vielleicht geht es ihnen so, wie den McDonald's-Besuchern und den Bild-Zeitungs-Käufern. Kennen Sie viele Menschen, die sich zu diesem Konsum freiwillig bekennen? Und doch gibt es sie millionenfach, täglich. Ablehnen – und doch tun? Wo bleibt die Wahrhaftigkeit?

Vielleicht sollte ich doch mehr Fantasy-Romane lesen oder bei den Tütensuppen weniger auf die Inhaltsstoffe auf der Rückseite der Tüte schauen oder in der Volkshochschule einen Kurs für „Unbekümmertheit im höheren Lebensalter" belegen. Aber eigentlich geht es mir ja ganz gut so.

Ich sollte wohl, wie wir alle, das Rezept von Sokrates[89] häufiger mit Bedacht anwenden. Es hat viel mit Wahrheit zu tun:

Ganz aufgeregt kommt einer zum weisen Sokrates gelaufen. „Höre Sokrates, das muss ich dir erzählen: Stell dir vor …"

„Halt ein!" unterbricht ihn der Weise. „Hast du das, was du mir sagen willst, durch die drei Siebe gesiebt?"

„Drei Siebe?" fragt der andere voll Verwunderung, „welche drei Siebe denn?"

„Ja, drei Siebe. Das erste Sieb ist das Sieb der Wahrheit. Hast Du das, was du mir erzählen willst geprüft, ob es wahr ist?"

„Nein, aber ich denke mir … Ich hörte es auf dem Markt und …"

„So, so. Aber sicher hast du es mit dem zweiten Sieb geprüft; das ist die Güte. Ist das, was du mir erzählen willst – wenn schon nicht wahr, ist's so doch wenigstens gut für mich? – Werde ich mich daran erfreuen?"

„Nein, das nicht, eher im Gegenteil …"

Der Weise schaut ihn an: „Lass uns auch das dritte Sieb noch anwenden, die Notwendigkeit. Ist es notwendig, dass ich das, was dich so erregt, weiß? Brauche ich es, um mein Leben sinnvoll zu gestalten?"

„Notwendig nun gerade nicht …"

„Also", sagte Sokrates, „wenn das, was du mir erzählen willst, weder wahr noch gut noch notwendig ist, warum willst du mir es dann erzählen? Lass es begraben sein und belaste dich und mich nicht damit."

Soweit Sokrates. Sein letzter Satz spricht von „der Leichtigkeit des Seins", von unserem Tagungsthema. Wir sollten einmal gemeinsam überlegen, ob nicht mehr Wahrheit um uns herum und mit uns selbst zu dieser Leichtigkeit führen kann, von der Hilde Domin[90] gesprochen hat, die uns dieses Tagesthema schenkte. Glaubwürdig, so meine ich, sind Menschen, die Sachverstand, Humor und Hoffnung mitbringen. Und die vor allem ohne Maskerade und mit Wahrhaftigkeit und Ehrlichkeit als sie selbst auftreten.

Was uns der Arzt nicht sagt

Gesundheitsberatung vor Ort.

Vortrag mit Rollenspiel[91] *auf der GGB-Herbsttagung in Lahnstein am 25. Oktober 2003*

Was uns der Arzt nicht sagt. Welch ein Thema! Wundern Sie sich nicht zu früh über den Widerspruch zwischen dem Thema und dem Beruf „Arzt" des Referenten!

Manche werden gedacht haben: „Was will der denn damit sagen? Nestbeschmutzer? Mein Arzt zu Hause sagt mir alles und verschweigt mir nichts. Warum sollte der auch? Ich will alles hören. Und ich bekomme auch Antwort auf alle meine Fragen."

Und daneben gibt es sicherlich auch eine Gruppe von Zuhörern, die ganz andere Erfahrungen haben: „Das stimmt, mein Arzt verschweigt oft etwas. Bestimmte Fragen darf ich ihm nicht stellen. Da bekomme ich keine Antwort. Wenn ich zum Beispiel nach den Ursachen meiner Krankheit frage, bekomme ich immer ausweichende Antworten. Damit kann ich dann nichts anfangen. Wenn er mir sagt, die Ursache meines Herzinfarktes sei die Arteriosklerose und der Bluthochdruck, so bin ich damit nicht zufrieden. Denn die hab ich ja dann. Und woher hab ich die? Und was kann ich dagegen tun? Und dann sagt er, die Ursache davon sei das Cholesterin. Und das käme vom Butter- und Eieressen. Und da merke ich, hier stimmt etwas nicht. Mir wird ein Symptom als Ursache verkauft. Warum macht mein Arzt das?“

Warum redet der Arzt so? Hält er das für die Wahrheit? Weiß er das nicht anders? Verschweigt er etwas? Warum ist der Arzt so, wie er ist?

Es muss wohl beim Hindenken und Hinfühlen zum Thema Gesundheit und Krankheit unterschiedliche Betrachtungsweisen geben. Patient und Arzt denken wohl unterschiedlich. Und beide setzen unterschiedliche Schwerpunkte.

Der Patient wünscht sich für seine Beschwerden und Krankheiten vom Arzt eine klare Diagnose. Sie soll verständlich vorgetragen und erklärt werden. Er wünscht sich eine umfangreiche Beratung über die Krankheitsursachen. Und er sehnt sich nach einer Beratung über das Beenden aller krankmachenden Faktoren, die zu dieser Krankheit geführt haben.

Er sehnt sich danach. Aber gleichzeitig fürchtet er sich davor, dass er zum Ausschalten dieser Faktoren unbequeme Dinge tun muss: zum Beispiel immerzu Salat essen oder zum Trimm-Dich gehen usw. Also fragt er lieber nicht zu sehr nach dem, was er tun muss. Und zugleich fragt er damit auch nicht nach den Ursachen!

Der Doktor nun ist vielleicht ganz froh, dass der Patient nicht weiter fragt. Er hat ja sowieso schon genügend neunmalkluge Frager. Er hat ja kaum noch eingebildete sondern nur noch ausgebildete Patienten. Die bringen ihm die neuesten Internetausdrucke von der Therapie ihrer möglichen Krankheit, so wie man das heute in Cinncinati/Ohio in Amerika behandelt oder im Kreiskrankenhaus Posemuckel bei Professor Brinkmann. Oder bei der TV Sprechstunde in RTL. Der Doktor aber hat ja gar keine Zeit, sich das alles anzusehen im TV oder Internet!

Und nun soll der Doktor dem Patienten sagen, welchen Einfluss die Lebensführung und die Ernährung auf die Krankheit hatten! Und wie viel diese Dinge zur Erhaltung und Wiederherstellung der Gesundheit beitragen können? Kann man darüber etwas lernen als Arzt und es weitergeben, sozusagen es als Fremdgut überzeugend vermitteln? Kann man das vermitteln, wenn man es selber nicht lebt? Und wie ist das, wenn der Arzt selber süchtig raucht und, wie er meint, zum Durchhalten, täglich zehn Tassen Kaffee trinkt und sich mittags schnell-schnell die Mikrowellen-Pizza reinschiebt? Kann dieser Arzt seine Patienten davon überzeugen, dass Ernährung und Lebensführung wichtige Faktoren sind, um nicht krank zu werden und um gesund zu bleiben und gesund zu werden? Merkt nicht der Patient – und auch er selber –, dass das nicht gut geht mit dem Wein saufen und dem Wasser predigen?

Vermutlich ahnt der Doktor nur, welch wichtigen Einfluss alle diese Dinge auf die Gesundheit seiner Patienten haben. Er spürt es innerlich, es bleiben aber vage Vermutungen. Und die Schwierigkeit und die Notwendigkeit der Änderung der Lebensweise bei ihm und bei seinen Patienten erscheint ihm so übermächtig, dass er glaubt, die Kraft (und auch die Zeit und das Wissen) nicht zu haben, die zu dieser Änderung erforderlich ist. Also bleibt er im alten Fahrwasser und verschweigt diese Dinge.

Nun ist er auch noch in der fatalen Lage, seine Vermutungen, falls er sie hat, nicht beweisen zu können. Sagt er heute, die Krankheit kommt von Ihrer Lebensführung und von Ihrer schlechten Ernährung, so kann er den Wahrheitsgehalt dieser Aussage nicht in drei oder vier Wochen überprüfen! In der Medizin gilt heute aber nur der klare Beweis Doppel-Blind-Versuch mit Verum versus Placebo. Das hat er gelernt. Nun soll das Krankheitsbild durch Fehlernährung während der letzten 25 Jahre bedingt sein? Wie beweist man das? Geht nicht! Er kann es nicht. Er muss also Unbewiesenes behandeln, vielleicht sogar ein Krankheitsbild, das er gar nicht kennt und nicht einordnen kann. Das widerspricht allem, was er gelernt hat. Und er muss es trotzdem tun und dem Patienten gegen-

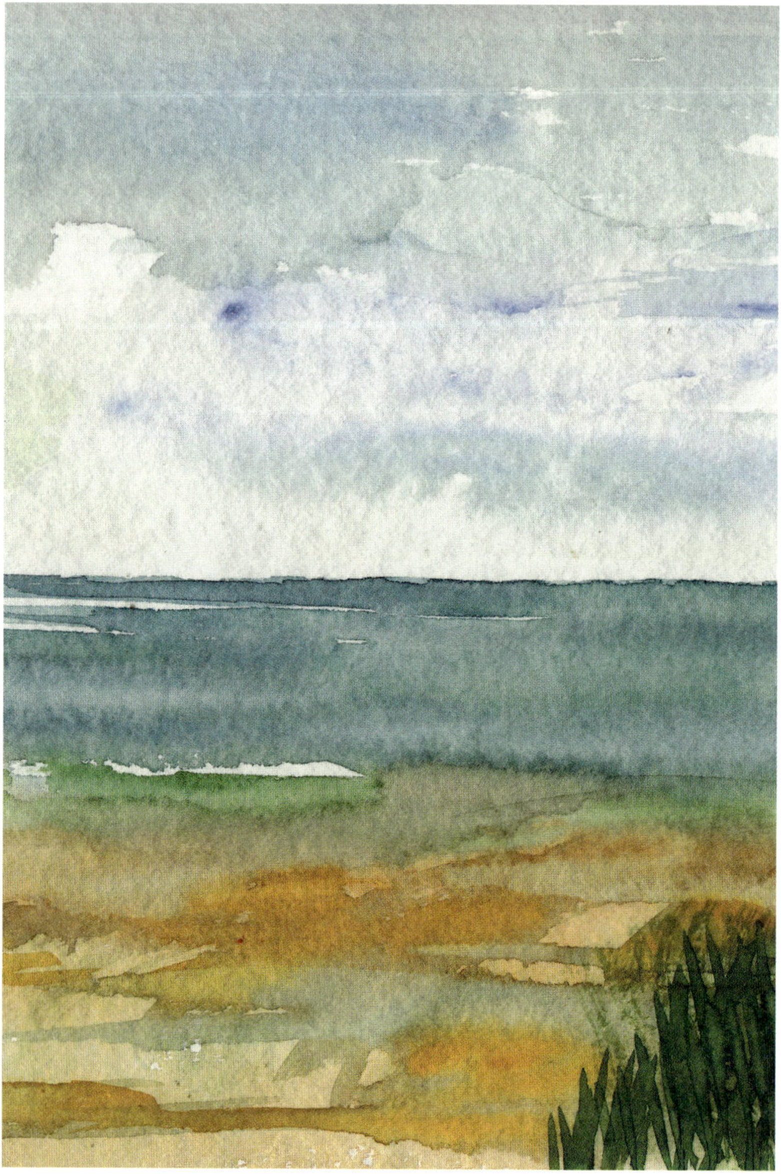

über sicher, zuverlässig, gut informiert und heilsversprechend auftreten. Das macht Druck!

Nun hab ich ihm schon unterstellt, dass er die Fehlernährung als Krankheitsursache mit in Erwägung zieht. Aber die meisten Ärzte tun das nicht. Weil sie es während ihrer Ausbildung in der Universität nicht gelernt haben. Auch vorher in der Schule haben sie es nicht gelernt. Ernährungskunde steht noch immer nicht auf dem Lehrplan der Schulen.

Frau Ministerin Künast hat diesen Mangel neulich auf einem Symposium in Berlin heftig angeprangert, bedauert und durchgreifende Hilfe zugesagt. Ich hoffe, sie hat noch die Zeit und weiter den Elan, auch dafür zu sorgen. Wir haben sie in Berlin energisch dazu aufgefordert.

Das heißt nun, wenn die Patienten mit ernährungsbedingten Krankheiten nicht in der Schule Grundwissen bekommen haben, sind sie weitgehend unwissend – und auch sie ahnen, wie der eben beschriebene Doktor nur nebulös, wie heilend für sie gesunde Verhaltensweisen sind – und dass sie selbst dafür verantwortlich sind – und nicht ihr Arzt und nicht die Krankenkasse und nicht die Nahrungsmittelindustrie.

Aber die Nahrungsmittelindustrie sagt ihnen täglich, dass sie sich nicht darum zu kümmern brauchen. Das Kümmern um die vollendete Gesundheit übernähme die Lebensmittelindustrie, sagt sie, mit all ihren phantastischen Produkten. Und eine Krankenkasse nennt sich ja sogar „Gesundheitskasse". Das Wort hat sie bei Dr. Bruker geklaut, der solch eine Gesundheitskasse seit Jahrzehnten gefordert hat. Den Gehalt des Wortes aber hat sie nicht umgesetzt. Das ist eine Mogelpackung, die sogenannte Gesundheitskasse!

Also, wie lautet der Tenor? Weg von aller Eigenverantwortung, der Bequemlichkeit der meisten Patienten Rechnung tragend!

Protestieren Sie nicht. Auch ich weiß, das es Ausnahmen gibt. Einmal kam auch unsere Tochter aus der Schule und sagte strahlend: „Vati, heute haben wir über gesundes Essen gelernt, über Frischkornbrei!" Ich war begeistert und fragte nach dem Fach, in dem man so wichtiges lernt. „In Religion!" Aha, dieses Grundwissen ist heute Religion!

Auch dem Arzt wird mit großem Werbeaufwand und mit viel psychologischem Können täglich klar gemacht, dass die Pharmaindustrie mit allen ihren Produkten die Verantwortung für die Gesundheit der Patienten übernimmt. Der Arzt muss sie nur ohne nachzudenken verordnen. Wir haben inzwischen ja gehört, dass die Pharmaindustrie Medikamente entwickelt, für die sie erst noch die Krankheiten erfinden muss (Fettstoffwechselstörung, Fibromyalgie, Klimakterium des Mannes). Unterschätzen Sie nicht, was da täglich auf uns Ärzte herabrieselt.

Der Doktor nun hat in seiner Ausbildung gelernt, wie Krankheiten aussehen und wie sie entstehen. Das lernt er in den Fächern Physiologie und Pathophysiologie und Nosologie und wie diese Fächer alle so heißen. Dabei lernt er das Entstehen der Krankheiten vorwiegend in einem direkten Tun-Ergehens-Zusammenhang.

Ich will das an einem Beispiel zeigen:

In einem Lehrbuch für Ärzte findet sich ein Bild: Es kommt ein Mann aus der warmen Kneipe, hat geraucht, wohl auch Alkohol getrunken, er kommt in die Kälte, trägt seinen schweren Koffer und sofort hat er seinen Herzanfall und fasst sich an die Brust. Direkter Tun-Ergehens-Zusammenhang.

Es gibt viele solche Bilder. Da sitzt zum Beispiel eine übergewichtige Frau und isst Sahnetorte und sogleich klemmt sich ihr Gallenstein ein. Direkter Tun-Ergehens-Zusammenhang.

Kann man so auch Präventivmedizin, das heißt Vorsorgemedizin, lernen?

Und das sind Bilder aus einem der besten Lehrbücher der Welt. Und es ist auch alles richtig auf dem Bild. Der Ansatz ist toll. Aber es bleibt im Plakativ-Bildhaften. Es müsste ja alles viel tiefer gehen: Warum ist die Frau übergewichtig? Und warum isst sie diese unsägliche Torte? Was ist mit dem herzkranken Kneipengänger? Warum geht er in die Kneipe und raucht immer noch? Reicht es, wenn ich als Arzt jetzt Sahnetorten verbiete und das Rauchen und Taschentragen zur Winterzeit? Ist dieses symptombezogene Denken nicht zu eng?

Und von den Urproblemen so vieler Krankheiten, von der falschen Lebensführung, von Fehlernährung, vom Zucker und Weißmehl, von der fehlenden Frischkost, von der Eiweißmast und der konservierten und präparierten Nahrung sagt der Arzt nichts?

Ich sagte es ja schon, der Doktor hat es nicht gelernt. Und selbst dann, wenn er in die alternative Literatur schaut, lernt er nichts von Ärzten, die jahrelange Erfahrung in der Behandlung kranker Menschen haben. Professor Leitzmann ist kein Arzt, Udo Pollmer ist kein Arzt, Volker Pudel ist kein Arzt.

Und schon kommen dem Doktor auch Bedenken: Er hat ja als Kassenarzt einen Vertrag mit den Krankenkassen abgeschlossen. Seine Aufgabe laut Vertrag ist es, Krankheiten zu heilen, Kaputtes zu reparieren. Sind nicht alle die Empfehlungen zum gesunden Leben kontraproduktiv zu seinem Tun? Würden alle seine Patienten so grundgesund leben, wie man es nur könnte – und wozu er sie ständig anleiten müsste – müssten sie sich dann nicht den Fuß verstauchen, um noch einmal in seine Praxis zu kommen, damit er Geld verdient? Also sagt er lieber nicht, was nötig wäre?

Sie haben richtig verstanden: Der Arzt ist Reparateur von Krankheiten. Ist Ihnen klar, dass ich Sie nicht auf Krankenkassenkosten behandeln darf, wenn Sie ohne Not und Krankheit meine Praxis aufsuchen, zum Beispiel um mich zu fragen, wie Sie gesund bleiben können? Wenn ich meine Beratung mit der Kasse abrechnen will, muss ich Ihnen eine Krankheit anhängen. Sie fragen mich zum Beispiel, was Sie machen können, um nicht auch Krebs zu bekommen, wie Ihre Mutter. Ich schreibe für die Kasse als Diagnose: Carcinophobie, Krebsangst. Ich muss Sie also erst krank machen, bevor ich sie beraten darf!

Was ist die Folge von all dem, was ich Ihnen erzählt habe? Macht denn uns Ärzten diese Medizin Spaß? Ist „Arzt sein" ein zufriedenstellender Beruf?

Da kommen Bedenken. Zumindest gerate ich als Arzt ständig unter Druck. Das ist wohl klar geworden. Und Druck – das kennt jeder – kommt von allen Seiten und nimmt die Lebens- und Arbeitsfreude. Sind Ärzte glücklich bei ihrer Arbeit?

Im vorigen Jahr wurde eine Umfrage unter 7000 Ärzten gemacht: 60 Prozent der Ärzte fühlten sich ausgelaugt, am Tagesende völlig erledigt. Sie beschreiben ihr Tun als „Arbeit in der Endlosschleife". Weltweit ist das Phänomen der „Unhappy Doctors" bekannt. Das findet einen Niederschlag in der erhöhten Suizidrate, in Depressionen, in Abhängigkeitsproblemen, z. B. in Alkohol oder Tabletten, wie etwa in Sedativa oder Opiaten. Aber auch Trennungs- und Scheidungsfälle liegen bei Ärztinnen und Ärzten hoch über dem Durchschnitt, oft verbunden mit einem persönlichen und finanziellen Desaster.

Gefragt wurden die Ärzte: „Sind Sie zufrieden in Ihrem Beruf?" 80 Prozent sagen: „Nein, nicht zufrieden". Gefragt wurde: „Ist es besser geworden in den letzten fünf Jahren?" Zwei Drittel aller Ärzte sagen: „Nein, schlechter". Gefragt wurde: „Wird Ihre Arbeit anerkannt?" Zwei Drittel aller Ärzte sagen: „Nein, nicht anerkannt".

Und nun kommt es: Gefragt wurden die Ärzte: „Würden Sie heute noch einmal Medizin studieren?" Zwei Drittel aller Ärzte sagen: „Ja sofort wieder! Ich bin zwar unzufrieden, aber ich quäle mich gerne."

Können unzufriedene Ärzte zufriedene Patienten haben? Nein, natürlich nicht!

Von dem bekannten Kardiologen Bernhard Lown[92] stammt die Kurzformel einer Arzt-Patienten-Beziehung: „Jedesmal, wenn ein Arzt einen Patienten sieht, sollte sich der Patient anschließend besser fühlen". Der Gladbecker Internist Linus Geisler[93], der das gerne zitiert, ergänzt: „... idealerweise sollten sich beide besser fühlen".

Eine Göttinger Studie an 700 Medizinstudenten zeigt im Laufe des Studiums einen ständigen Zuwachs an biomedizinischem Wissen und gleichzeitig einen Schwund an psychosozialer Kompetenz. Wer so in das ärztliche Leben entlassen wird, kann die ihm anvertrauten Patienten leicht als Fremdling erleben. Das Bild des Arztes als Freund des Kranken ist dann ein rührseliges Märchen aus längst vergangenen Tagen.

Linus Geisler zitiert ärztliche Auskünfte an Patienten und deren Angehörige:

„... uns interessiert der Patient nur, wenn er auf dem OP-Tisch liegt!" als Auskunft an die Mutter eines frisch herztransplantierten Jungen in einer großen deutschen Transplantationsklinik. Oder: „... Haarverlust ist doch kein Ich-Verlust!" zu einer durch Chemotherapie kahl gewordenen Patientin. Oder: „... ihr eingeengtes Blutgefäß ist ein echter Witwenmacher!" aus dem Mund eines Kardiologen an einen Herzkranken.

Ist das Herzlosigkeit, Gedankenlosigkeit oder, wie Geisler sagt: „... ein beklemmender Gesichtsfeldausfall im zentralen Bereich des ärztlichen Blickfelds? Glauben Sie, dass diese Lücke in der ärztlichen Ausbildung, die auch zu solchem Denken führt, bald ausgefüllt wird? Zentral geregelt wird? Da können wir lange warten!

Hier fehlt eine liebevolle Person zwischen dem Patienten und diesen technisch funktionierenden Ärzten, eine Person, die einfühlsam und liebevoll über Gesundheit berät. Wohlgemerkt, nicht Krankheiten zu heilen versucht, sondern über das Wiedergewinnen der Gesundheit informiert.

Das war einer von den genialen Gedanken von Dr. Bruker, den ich so sehr verehre und von dem ich so viel gelernt habe. Er hat erkannt, dass zwischen Arzt und Patient solch eine dritte Person gehört, die diese Aufgabe übernimmt: die Gesundheitsberaterin/der Gesundheitsberater.

- Warum diese Beratung notwendig ist.
- Wie es manchmal so bei einem Arzt zugeht.
- Wie so anders eine Gesundheitsberatung ist.
- Wie sich ein Patient nach einer Beratung so fühlt.
- Wie sich eine Gesundheitsberaterin nach einer Beratung fühlt.
- Wie alle drei, Patient, Gesundheitsberater und Arzt von dieser Beratung profitieren.

Das alles wollen wir in einem Rollenspiel einmal zeigen.

Rollenspiel Arzt–Patientin

A: *(am Schreibtisch, Blick auf den Computer-Bildschirm)*
Der Nächste bitte.
(Patientin tritt ein, bleibt vor dem Schreibtisch stehen. Der Arzt hackt auf der Tastatur des Computers und schaut nicht auf)
Was gibt's?
(Arzt hackt weiter auf der Tastatur ohne aufzusehen, jetzt schärfer und ärgerlich)
Was gibt's?!!

P: *(ängstlich, eingeschüchtert)* Ja, ja, ... Guten Tag. Ich war letztes Mal schon mal da, wegen meinem Blutdruck und den Tabletten von Ihnen ... Also ich weiß nicht, aber ich glaube, ich vertrage die Tabletten nicht ...

A: Was? *(zur Patientin gewandt, streng, belehrend)* Sie vertragen die nicht? Ja – haben Sie denn meine Tabletten überhaupt genommen bei diesen schlechten Werten?
(weist mit der Hand einen Sitzplatz an, Patientin bleibt stehen)

P: *(eingeschüchtert, unterwürfig)* Ja doch immer ... Also weitgehend ... Also ... ich habe die schon genommen ... Aber mir ist immer so übel danach, so entsetzlich schlecht ... Ich kann dann nichts mehr essen ... Und ich dachte ...

A: *(streng, ärgerlich)* Also – gute Frau – von meinen Tabletten wird Ihnen nicht übel, Tausende von Leuten vertragen die. Aber, wenn Sie die nicht regelmäßig nehmen, dann werden Sie schnell sehen, was Sie davon haben. Neulich erst habe ich eine noch junge Patientin mit hypertensiver Encephalopathie und Lähmungen stationär eingewiesen. Wollen Sie denn, dass es bei Ihnen auch so weit kommt? Wie?

P: Nein – nein, natürlich nicht! Aber ich dachte ja nur ...

A: Da gibt es nichts zu denken, sondern brav die Tabletten zu nehmen. Nicht wahr? Ich werde das mal mit einem 24-Stunden-Blutdruck-Protokoll überprüfen. Dann werden wir ja sehen, ob Sie die Tabletten auch regelmäßig nehmen!

P: *(hilflos)* Ja – ja! Aber ich dachte ja nur, es liegt vielleicht an ganz anderen Dingen ...

A: *(unwirsch fast beleidigt, donnernd)* Soll das heißen, Sie sind nicht genügend untersucht?

P: Nein, nein! Ich dachte ja nur, vielleicht könnte ich statt der Tabletten noch etwas anderes tun ... So mit Diät oder so ...

A: *(bestimmt)* Ach was, da gibt es nichts anderes zu tun! Kein Larifari. Sie haben nun mal den hohen Blutdruck. Da müssen Sie mir schon folgen. Ich bin doch der Arzt und weiß, was Sie brauchen und was gut für Sie ist! Basta!

P: Ja, Ja! Ich, ich dachte ja nur ... *(beginnt zu weinen)*

A: *(besänftigend)* Also, also, na ja, na ja, also, so schlimm ist das ja auch nicht, das kriegen wir schon hin. Aber die Tabletten müssen Sie nehmen, sonst kann's furchtbar werden. Und schön regelmäßig kommen zum Messen. Nicht wahr? Und Tschüs denn ...

(Patientin schleicht sich eingeschüchtert aus der Praxis, ohne rechte Verabschiedung)

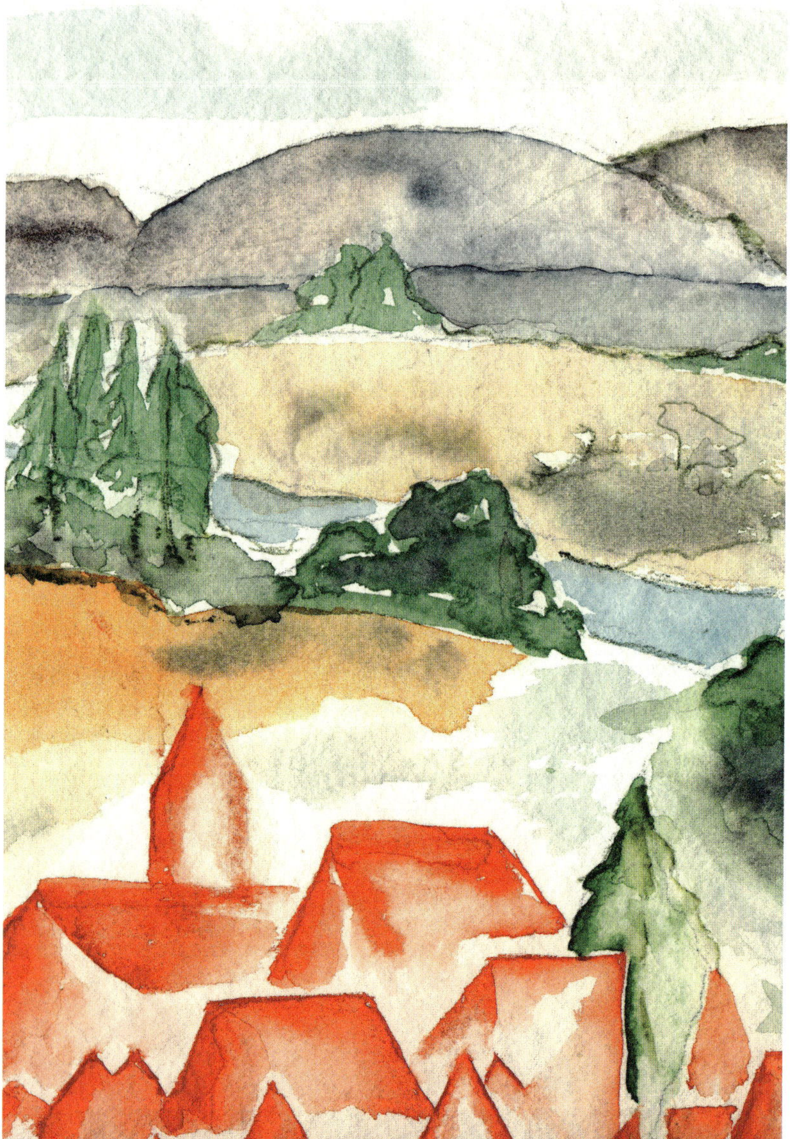

(Arzt wendet sich wieder dem Computerbildschirm zu und hackt ärgerlich auf der Tastatur)
So, der Nächste bitte ... *(ohne aufzusehen)*
(murmelt vor sich hin) ... immer diese Leute mit ihren eigenen Vorschlägen: „Ich meine, ich dachte..." wo kommen wir da hin. Für den Blutdruck gibt es doch so viele gute Tabletten, bestens geprüft. Und dann dieses: „Ich denke... und ich meine... und was anderes tun ..." ja was denn?*(hilflos)* Ja was soll man denn da anderes tun?
(laut, energisch, ärgerlich) Der Nächste bitte!!

Telefongespräch der Patientin mit ihrer (fiktiven) Freundin:

„... Du Kristina, ich bin ja völlig fertig. *(beginnt zu heulen)* Der Doktor hat mich richtig fertiggemacht. Ich soll seine ollen Pillen weiternehmen. Ich hatte dir ja schon gesagt, dass ich die nicht vertrage. Hab ich ihm jetzt auch gesagt. Und er sagt, ich spinne. So was gibt es bei seinen schönen Pillen nicht. Jetzt soll ich die wohl lebenslang weiternehmen. Und mir ist immer so schlecht davon. ... Ja ich habe ihn gefragt, was ich sonst noch machen kann. Gibt's nichts, sagt er. Der weiß einfach nichts anderes als seine doofen Pillen, sag ich Dir. Und mir macht er Angst mit irgend so einer schlimmen Krankheit in Latein. Ich weiß nicht mehr ein noch aus ... *(gefestigter, zuversichtlich)* Du hattest mir doch mal von einer Gesundheitsberaterin erzählt. Die ruf ich jetzt mal an. Und frage, ob ich nicht doch etwas anderes tun kann ..."

Moderation nach dem Telefongespräch:

Ja, so etwas ist wohl Alltag im Arzt-Patienten-Kontakt. Und dabei haben wir nicht einmal so sehr übertrieben! Wir hätten noch toller gekonnt.

Ob denn die Ärzte wissen, in welchen Zustand sie oftmals ihre Patienten bringen? Und wie hilflos sie sie dort belassen! Wollen die Ärzte vielleicht sogar diese Hilflosigkeit ihrer Patienten?

Wie war das eben in diesem kurzen Augenblick? Zwei Minuten, vollgestopft mit Drohungen, Angstmacherei, Fachlatein, nebulösen Anordnungen und Kompetenzprotzerei. Und wie sagte doch Dr. Bruker immer: Ein Arzt, der Angst macht, ist ein schlechter Arzt!

Wie es unserer Patientin geht, haben wir gesehen. So kann es nicht weiter gehen, wenn sie mit ihrer Krankheit leben soll! So kann es nicht weitergehen, wenn sie gegen ihre Krankheit kämpfen soll und mitarbeiten soll beim gesund werden. Nun wollen wir mal sehen, wie es ist, wenn sie sich mit der Gesundheitsberaterin trifft:

Die Patientin ist zur Beratung bei der Gesundheitsberaterin. (1. Teil)

P: Guten Tag, darf ich eben mal zu Ihnen kommen? Sie sind meine große Hoffnung. Meine Freundin hat gesagt, ich solle zu Ihnen gehen. Haben Sie einen kleinen Moment Zeit? Also wissen Sie, mein Arzt ...

GB: Ja, guten Tag. Nun kommen Sie doch erst einmal herein und nehmen Sie Platz. Möchten Sie einen Tee? Schön dass Sie gekommen sind. Ich habe jetzt Zeit für Sie. Ich spüre, dass Sie Kummer haben. Wie geht es Ihnen denn ...
(beide sprechen leise und zunehmend entspannt miteinander)

Moderation während des Gespräches der Patientin mit der Gesundheitsberaterin. (1. Teil: Lebensbedingte Krankheiten)

Das sind ja ganz andere Töne! Da wird nach dem Befinden gefragt! Aber auch nach dem persönlichen Umfeld! Da geht es schon von der ersten Frage an ganzheitlich zu. Da muss sich doch die Patientin angenommen fühlen!

Schon nach ganz kurzer Zeit entspannt sich die Patientin, entkrampft sich, lehnt sich zurück! Jetzt ist sie angekommen bei einem Mitmenschen, der sie annimmt, der ihr zuhört. „Ich habe Zeit für Sie“ sagt die Gesundheitsberaterin. Und nicht nur Zeit, sondern auch Kompetenz. Ausgebildete Kompetenz. Sie ist dafür speziell geschult.

Und worüber reden jetzt die beiden? Über die Ursachen und Hintergründe der lebensbedingten Krankheiten. Woher kommt es denn, dass die Patientin innerlich so verkrampft und so „zu“ ist? Dass sie innerlich so auf „180“ ist? Auf 180/90! Dass der Druck so steigt? Da wird die Gesundheitsberaterin wohl den Deckel von diesem Überdrucktopf lüften müssen, damit Druck abgelassen werden kann.

Neue Wege müssen eröffnet werden. Erklärt wird die Krankheit als Folge der Lebensführung und als Folge auch der eigenen Veranlagung, des eigenen Temperaments, mit dem man leben muss und gegen das man nicht immer hilflos kämpfen kann! Angenommen wird die Patientin so, wie sie ist, ein einzigartiger Mensch, ein liebenswertes Unikat. Wichtig ist das und heilsam! Wie soll Heilung sonst gelingen?

Und worüber müssen die beiden sonst noch reden?

Die Gesundheitsberater wissen das: neben den lebensbedingten Krankheiten gibt es die ernährungsbedingten Krankheiten. Und oftmals ist es miteinander kombiniert. So sicherlich auch hier! Und selbst dann, wenn wir uns nicht vorstellen können, dass die Ernährung auf diese Krankheit einen Einfluss hat, gehört die gesunde Ernährung zur gesunden Lebensführung elementar dazu als wichtigste Komponente. Das ist nicht voneinander zu trennen.

Wenn mir einmal ein technischer Vergleich erlaubt ist, wie er heute so gut verstanden wird, dann möchte ich sagen: Wenn das Auto wieder flott ist, wenn wir wieder gelernt haben, wie man es sicher und schonend lenkt, dann muss aber auch der richtige Sprit getankt werden!

Denken wir uns mal, die beiden reden jetzt schon länger als eine halbe Stunde. Hören wir mal rein, worüber sie jetzt gerade sprechen:

Die Patientin zur Beratung bei der Gesundheitsberaterin. (2. Teil)

P: ... Ja, aber wie kann ich denn sicher sein, dass ich alle wichtigen Stoffe zu mir nehme, die ich bei meinem hohen Blutdruck brauche?

GB: Das ist das Gute an der vitalstoffreichen Vollwertkost. Da brauchen Sie nicht mehr in Tabellen nachzuschlagen und Kalorien auszurechnen. Wenn Sie das Getreide und die Rohkost aus Gemüse und Obst in den Mittelpunkt ihrer Ernährung stellen, sind Sie immer auf der sicheren Seite. Da ist alles drin was Sie brauchen. Auch um gesund zu werden ...

P: Und mein Mann, und unser Sohn zu Hause, was sollen die denn während der Zeit essen?

GB: Auch das ist das Gute an dieser Kostform: sie passt für alle. Es ist ja keine Krankendiät, sondern eine Vollkost. Voller Gesundheit für alle. Man muss sie nur auch schmackhaft zubereiten. Also ich schildere ihnen einmal, wie schnell Sie so einen leckeren Salat für ihre ganze Familie gemacht haben ...

(beide sprechen leise und zunehmend interessiert weiter)

Moderation während des Gespräches der Patientin mit der Gesundheitsberaterin. (2. Teil: Ernährungsbedingte Krankheiten)

Nun sind sie mitten im Thema, unsere beiden. Nun wird unsere Patientin etwas hören und lernen, was sie sonst nirgends hört. Was ihr niemand sagt, schon gar nicht ihr Arzt. Und was auch dem widerspricht, was sie täglich sonst hört, in allen Medien, besonders auch in der Werbung[94]: Soßen gehen nur mit Fix-Soßenbinder. Oder: der Mensch braucht Zucker! Zucker ist Nervennahrung. Oder: Im Getreide sind längst nicht mehr alle Stoffe, die müssen als Nahrungsergänzung zugeführt werden. Oder: Mit Kinderschokolade können sich Kinder gesund und intelligent essen. Oder: Erdbeeren schmecken ohne Zucker nicht ... Und so weiter, all dieses unsägliche Gerede.

Jetzt kommt ein sehr schwieriger Teil der Hilfe zum gesunden Leben und der wichtigste. Nun muss die Gesundheitsberaterin zeigen, ob sie dieses Wissen einfühlsam und in den richtigen Portionen überbringt. Das wird nicht auf einmal gelingen. Es braucht Zeit. Es muss wachsen und reifen. Aber es ist unerlässlich. Und die Gesundheitsberaterin muss wissen, wovon sie spricht. Sie muss das selbst auch gelebt haben und leben, wovon sie spricht. Das ist Voraussetzung, unverzichtbar! Das ist Grundlage für die Überzeugungskraft, die Glaubwürdigkeit!

Endlich wird unsere Patientin motiviert werden, selber etwas zu tun. Sie kann diese Situation nutzen und annehmen und kann aktiv werden, für ihre Gesundheit. Nicht mehr bevormundet, nicht mehr passiv, nicht mehr mit Drohungen und Angstmacherei, nicht mehr ohne Einsicht in das, was sie tun muss, sondern aktiv.

Und das mit der eingebauten Erfolgsgarantie. Selbst wenn es gar keine Besserung für ihre Krankheit gibt, einen persönlichen Gewinn hat sie immer davon. Und nicht nur sie, sondern auch die Menschen, die ihr in ihrem Lebensumfeld anvertraut sind. Ist das nicht einfach toll?

Was wird die Gesundheitsberaterin ihr auf den neuen Weg mitgeben? Wie wird sich das alles festigen, was sie da Neues gehört hat? Denken wir uns mal, die beiden haben schon wieder eine halbe Stunde gesprochen und noch mehr. Nun geht es auf das Ende des Gesprächs. Hören wir doch noch einmal zu:

Die Patientin zur Beratung bei der Gesundheitsberaterin. (3. Teil)

P: Puh, das war ja eine ganze Menge, was ich gehört habe. Und das war ja alles so anders, als ich das kannte. Was geben Sie mir nun mit auf den Weg, was soll ich als Erstes tun? Auch damit es mit meiner Gesundheit besser wird.

GB: Fangen Sie mal ganz langsam an. Machen Sie mal ein leckeres Frischkorngericht zum Frühstück, so wie ich es Ihnen vorhin gesagt habe. Das einfache Rezept steht hier auf dem Blatt für Sie. Das ist ein schöner Beginn. Und den Erfolg werden Sie ganz rasch spüren.

P: Und wenn ich jetzt einkaufen gehe?

GB: Dafür gebe ich Ihnen ein Wort von Werner Kollath[95] mit: „Lasst unsere Nahrung so natürlich wie möglich!“. Sie werden erstaunt sein, wie viel natürliche Lebensmittel Sie auch im Supermarkt oder besser noch im Grünen Laden oder auf dem Wochenmarkt finden. Und sie werden bald lernen, diese natürlichen Lebensmittel von den stark verarbeiteten Nahrungsmitteln zu unterscheiden …
(sprechen leise weiter und beenden langsam und freundschaftlich das Gespräch)

Moderation während des Gespräches der Patientin mit der Gesundheitsberaterin. (3. Teil und Schluss)

Nun haben wir eine kleine Ahnung von dem, was man alles lernen muss, wenn man gesund und vernünftig leben will. Wir sind ja alle nackt und ohne Gebrauchsanweisung auf die Welt gekommen. Wenn Sie sich ein mobiles Telefon kaufen, bekommen Sie ein Heft von 156 Seiten, wie sie das Gerät benutzen sollen. Wer sagt uns, wie wir selbst zu versorgen sind?

Wir haben bemerkt, dass nicht der Arzt für alle Fragen zur Gesundheit und Lebensführung der richtige Ansprechpartner ist. Und wir haben einen neuen Beruf kennen gelernt: die Gesundheitsberaterin/den Gesundheitsberater. Er informiert neutral, ohne die so weit verbreitete Industriefreundlichkeit und -abhängigkeit, ohne Clubgedanken, ohne Firmenbezogenheit oder modische Launen. Und das ist wichtig. Denn Hunderte von Gruppierungen wollen uns etwas verkaufen, uns etwas andrehen, indem sie Versprechungen machen. Werden wir kritisch. Glauben wir nicht mehr alles. Hinterfragen wir kritisch die Anpreisungen. Lesen wir bitte auch kritisch das Kleingedruckte auf der Rückseite der Schachteln und Tüten, bevor wir sie kaufen. Fragen wir uns immer: wer hat ein Interesse daran, uns das zu sagen, was wir gerade hören? Ich wünsche uns allen viel Kraft dazu. Es ist nicht so kompliziert, wie es auf den ersten Blick erscheint. Nein, das Gegenteil stimmt. Dr. Bruker zitierte so gerne August Bier[96], der gesagt hat: „Alles Große ist einfach!“

Den Verführern auf den Leim gekrochen

Wie wir durch Werbung und Medien täglich manipuliert werden. Ein Blick in die Geschichte der Werbung.

Vortrag auf der GGB-Herbsttagung in Lahnstein am 19. Oktober 2001[97]

Werbung!
Alle reden von Werbung, wir auch,
denn sie ist quadratisch, praktisch gut!
Und nur wo Werbung draufsteht, ist auch Werbung drin.
Und dabei hat Pappi keine Mark dazubezahlt
und es läuft und läuft und läuft,
zwar nicht immer, aber immer öfter,
denn dahinter steckt immer ein kluger Kopf.
Und Mutti, Mutti er hat gar nicht gebohrt,
denn wenn's so sauber wie gekocht sein soll
gibt's prima, prima Werbung für ne D-Mark.
Denn nichts geht über Werbesprüche,
Werbesprüche zum Kaffee!
Und mit fünf Mark sind Sie dabei,
Bezahlen Sie einfach mit Ihrem guten Namen.
Man gönnt sich ja sonst nichts.
Mit Brille wär' Ihnen das nicht passiert,

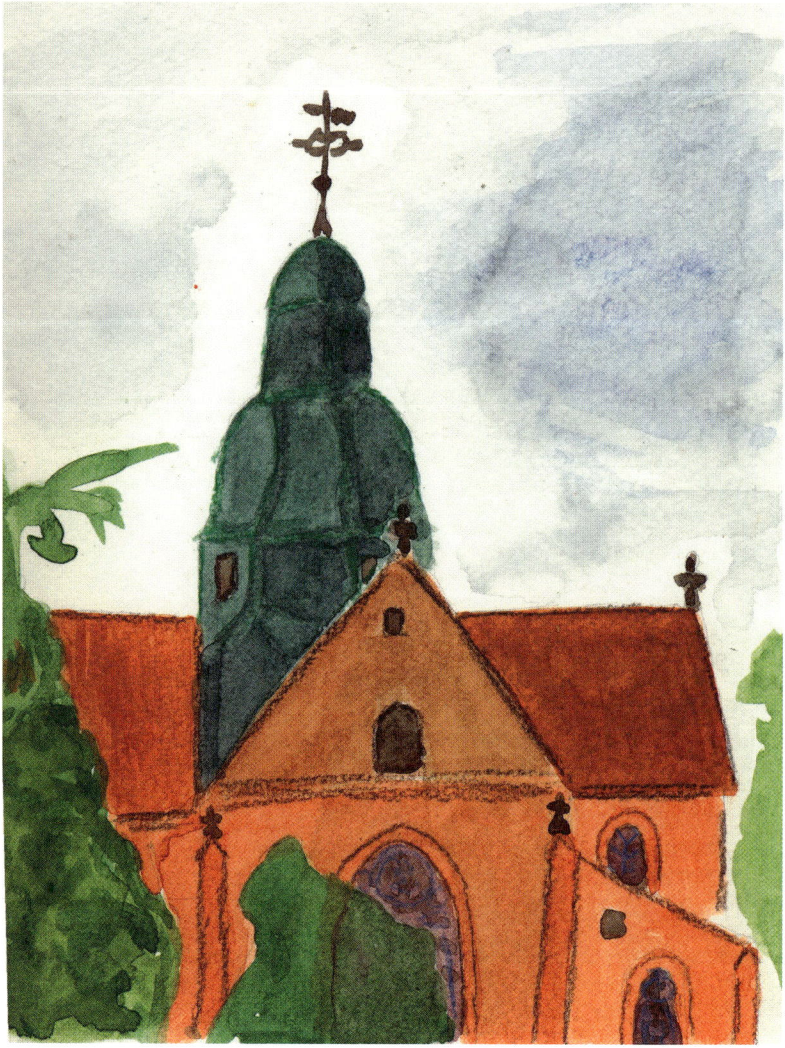

aber im Falle eines Falles, klebt Werbung wirklich alles!
Und Werbung macht die Kinder froh und Erwachsne ebenso!
Hoffentlich mit Werbung versichert,
dann ist es heiß geliebt und kalt getrunken.
Hast Du Werbung in dem Haus, bricht bei Dir kein Feuer aus
und Du bist ein ganzer Kerl, dank Werbung
und die zarteste Versuchung, seit es Werbung gibt.
Nur Werbung, Werbung sprach die Tante,
die alle Werbesprüche kannte,
damit sie auch morgen kraftvoll zubeißen kann
in die wilde Frische von Limonen.
Denn Werbung weiß, was Frauen wünschen,
Werbung, die gibt allen Frauen Sicherheit
und Selbstvertrauen.
Meine Werbung, Deine Werbung, Werbung ist für alle da!
Werbung bleibt Werbung!
Ich und meine Werbung!
Aber auf diese Werbung können sie bauen!
Die beste Werbung die es je gab,
Werbung mit dem Sonnenstern
aus Deutschen Landen, frisch auf den Tisch.
Werbung aus echtem Schrot und Korn.
Denn ich, der Große Klare aus dem hohen Norden sage nur:
Sind wir nicht alle ein bisschen Werbung?
Werbung-Markt: Ich bin doch nicht blöd!
Wir können nur billig.
Also keine Experimente,
Mach mal Pause!

Habe ich Sie nun überzeugt, dass auch Sie der Werbung auf den Leim gekrochen sind und alle die dummen und geistlosen Werbesprüche herunterleiern können, vielleicht sogar noch singen? „Aurora mit dem Sonnenstern. Ich mag Caro gerne, Caro schmeckt so gut“.

Haben Sie auch geglaubt, all den Schrott kennen nur die anderen und die Kinder und sie selbst achten gar nicht so sehr darauf?

Nun ja, die Kinder sind noch viel besser drauf. 9–15-jährige Jugendliche kennen bis zu 700 Marken, die ja alle ihr Logo und ihre Werbeaussage ins Gehirn dieser Kinder gemeißelt haben. Bis zum 18. Lebensjahr sind sie 350 000 mal der Werbung ausgesetzt. Wir Erwachsene in Westeuropa bekommen heute etwa 4000 Werbebotschaften pro Tag.

Die Kinder sind die wichtigste Gruppe der Werbemanager! Die Alten? Die taugen allenfalls als Prestigeträger. Meist aber werden sie lächerlich gemacht. Alter erscheint unwürdig. Mit Alten kann man nur noch für Gebisspulver werben oder für Knoblauchpillen.

Es ist wohl keine Frage, dass wir alle fest in der Hand der Werbestrategen sind. Sie bestimmen nicht nur den Inhalt unseres Warenkorbes im Supermarkt beim täglichen Einkauf. Sondern sie bestimmen auch unser Denken und Handeln. Sie peitschen uns die Machtworte des Zeitgeistes ein: neu, schnell, aktuell, trendy, verführerisch, Schnäppchen!

Die Werbemacher „kriechen der Masse ins Gehirn“, so sagt es ein Buchtitel[98]. Sie sind die „Hohe Priester “ der Verbesserung dieser Welt, sagt Wolfgang Schmidbauer[99]. „Die Gläubigen sind die Konsumenten, reich wie arm. Die Geiseln aber sind unsere Kinder.“ In dem Popkulturlied „Oh Lord, would you buy me a Mercedes Benz“ wird klar, dass die bisherigen überlieferten Götter, die Götter, an die die Menschheit geglaubt hat, die Götter der Religionen und Kirchen nicht real sind. Sie scheinen eine Erfindung der Priester zu sein, und sie scheinen überholt zu sein. Die Konsumgötter jedoch, wie Mercedes-Benz, existieren in Wirklichkeit, zum Anfassen und zum Anbeten.

Und Frédéric Beigbeder, der französische Skandalautor, sagt in einem Interview zu seinem Werbebuch[100]: Die Werbung ist so erfolgreich durch „das Ende der Religion und des Kommunismus. Es gibt keine Ideologie mehr, keine Hoffnung auf ein besseres Leben. Also stieß die Werbung in dieses Vakuum“. Die Welt und das Lebensgefühl, das die Werbung den Menschen suggerierte, wurde zur Ersatzreligion.

Und ich sagte es schon: die Götter, die Konsumgötter sind real, täglich zu erwerben. Sie sind mit ihren Dingen täglich im Angebot. Zum Kauf und zum sofortigen Genuss.

Das Ziel unseres Strebens ist das Glück. Auf der Suche nach diesem Glück, so Gerhard Schulze, Professor für empirische Sozialforschung in Bamberg[101], bedienen wir uns verschiedener Kulissen, die wir um uns herum aufbauen. Diese Kulissen können lügenhaftig sein. So wie die, die Potemkin 1787 aufbauen ließ, als die Zarin Katharina mit einer Reisegesellschaft den Dnjepr hinabfuhr, um ihr Reich zu besichtigen. Blühende Dörfer auf lügenhaftigen Kulissen täuschten ein glückliches Land vor. Vermutlich hat die Reisegesellschaft ja den Schwindel durchschaut.

Hätten sie die Täuschung erkannt, wären das ja nicht lügenhaftige Kulissen gewesen, sondern spielerische Kulissen. Und das sind diejenigen, mit denen wir heute unser Leben umstellen und von Werbestrategen aller Couleur umstellen lassen. Unsere Kulissen sind spielerisch und maßen sich gar nicht erst an, echt zu wirken und uns täuschen zu wollen. Wir wissen ja, wenn wir Marlboro rauchen, wird uns die Luft sogar knapper, um ein Pferd mit dem Lasso einzufangen. Und doch lassen wir uns gefangen nehmen von dem Cowboy mit dem Lasso, der sich am Lagerfeuer seine Zigarette anmacht.

Und wir transponieren auch sofort, werbegesteuert: Wir haben ja kein Pferd mehr auf der Weide. Unsere Pferde heute sind die Geländewagen vom Typ Landrover oder all die nachgemachten von Toyota usw. Darin sind wir die Cowboys. Das ist das Gefährt, das den Mann hart macht. Auch oder gerade, wenn ihm der Arzt das Rauchen verboten hat.

Wir wissen auch, dass der Spruch „Every time, a good time“ von McDonald’s totaler Blödsinn ist. Wenn man zu McDonald’s geht, ist man entweder knapp bei Kasse und hat Hunger oder man steht unter Zeitdruck. Man muss sich in Schlangen anstellen. Von Spaß und „good time“ keine Spur. Man geht normalerweise nicht zu McDonald’s um „einen guten Moment zu erleben“. Wir lassen uns das nur so erzählen.

Aber wir haben nicht das Gefühl, belogen zu werden, so wie seinerzeit bei Herrn Potemkin. Wir erwarten die Kulissen so, wie wir sie bekommen. Spielerisch, mit viel Illusion. Und mit vielen Versprechungen.

In früheren Zeiten ging es bei der Werbung um das Produkt selbst. Es ging um Inhalte und Eigenschaften. Heute geht es um die gelungene Show, um den prickelnden und ungewöhnlichen Knüller, um die gelungene Inszenierung. So können wir also die Einteilung in lügenhaftige und spielerische Kulissen in der Werbung aufgeben. Sie sind miteinander verschmolzen. Das Lügen ist Zweck und wird amüsiert unterstellt. Facts und Fiction sind eins. Aus Information und Unterhaltung, aus „Information“ und „Entertainment“ wird „Infointment“. Eine Mischung von allem.

Diese spielerischen Kulissen haben sich enorm ausgeweitet. Sie umgeben uns auf allen Werbetafeln, in allen TV-Spots, in allen Anzeigen, in jeder Talkshow, im Kosmetik- und Fitnessstudio, im Bistro-Pub, in den Verkehrsmitteln, in den Ferienressorts, eben überall. Sie versprechen uns eine XX-large Welt voller nie endender Genüsse, voller Glück, mit lebenslanger Potenz, mit ganzjähriger Südseebräune und mit jeder gewünschten Haarfarbe.

Sie versprechen uns eine Dauerpräsenz im Kreis unserer Bewunderer, dank T-Online. Sie bringen uns eine Mobilität unbekannten Ausmaßes mit allen Überraschungen, die die große, weite Welt für uns bereithält, selbst in letzter Minute noch – last minute.

Das höchste Ziel unseres Lebens ist das Glück, sagt Prof. Schulze[102] und sagen uns die Psychologen. Und dieses Glück versprechen uns die Werbefachleute. Aber bitte nur versprechen! Sozusagen den Mund wässerig machen. So wie der berühmte Prof. Pawlow seinerzeit im Experiment seinen Hunden den Speichel in den Mund laufen ließ.

Für Marktforscher sind wir Konsumenten Pawlow'sche Hunde! Aber sie versprechen das Glück nur, sie verkaufen es nicht. Denn glückliche Menschen konsumieren ja nicht, sie müssen nicht konsumieren, sie sind ja glücklich. Kein Werbestratege will wirklich mein Glück, obwohl er immer davon redet.

Und im Glück ist das Größte mein Leben. Dieses mein Leben wird von allen Lebens-Animateuren und allen Werbestrategen aufgebaut wie eine Gottheit. Ihm gilt es zu dienen. Maßstab ist die Devise: „Fang etwas mit dir an" oder auch „Verpfusche dein Leben nicht". „Verpasse ja nichts in deinem so fatal kurzen Leben[103]"!

Das sind die Module, mit denen die Werbefachleute arbeiten. Und ihre Produkte schlecken wir ihnen aus der Hand. Wir wissen wohl, wie irreal sie sind. Aber das ist nicht das Problem, wie wir gesehen haben. Die Aufgabe der Strategen ist es nun, unbemerkt in unser aufnahmebereites Gehirn zu kriechen. Wie machen sie das?

Es gibt eine eigene Werberhetorik. Eine verbale und auch eine visuelle Rhetorik. Mit Methoden der Soziometrie lässt sich unsere Annahme und Aufnahme Kapazität messen. Beim Durchblättern einer mit Werbung durchsetzen Zeitschrift, etwa im Wartezimmer des Arztes oder beim Frisör, werden dem Betrachter etwa 1600 Signale angeboten. Von denen nimmt er etwa 80 Signale bewusst auf, das sind rund fünf Prozent. Und bei 28 Signalen reagiert er positiv besetzt, das sind 1,75 Prozent. Zu denen möchte nun jeder Werbedesigner gehören!

Der Betrachter der Werbeaussagen leistet unbewusst Schwerarbeit. Das Filtrieren von brauchbaren Informationen wird immer schwieriger. Immer mehr strömt auf ihn ein, was ihn gar nicht interessiert. Er wird immer unsensibler, abgestumpfter, voreingenommener.

Wie muss also die Werbung beschaffen sein, damit sie in all dieser Reizüberflutung wahrgenommen wird? In der Werbung nennt man das AIDA.

A für Attention (Blickfang erzeugen).
I für Interest (Story erfinden).
D für Desire (Bedürfnis wecken).
A für Action (Handlung hervorrufen).

Wir sehen bei AIDA schon, dass alles, was real, wirklich, echt ist, hier nicht gilt. Das Reale wirkt zunehmend langweilig und stumpft ab. Das ist schnell uninteressant und nicht mehr das Thema. Also müssen die Kommunikations-Designer Ideen-Findungs-Techniken entwickeln. Weg vom Objekt, hin zu dem von der Realität abgehobenen Handeln.

Schon Mitte der sechziger Jahre hat die von Profilverlust gebeutelte Bundesbahn vorgemacht, wie so etwas gehen kann. Sie redet nicht von der Sicherheit der Züge, vom Komfort oder dem Preisvorteil. Sondern sie redet „nicht vom Wetter". Und sie meint damit Pünktlichkeit, Zuverlässigkeit und das Vergessen von Alltagsunbequemlichkeiten.

Damit ist die auf Logik beruhende Denkweise der Betrachtenden durchbrochen und zwar mit dem Gegenteil von Logik, nämlich einer emotionellen, unsachlichen und damit auch scheinbar unlogischen Aussage. Der bahnbrechende Text und das Design stammen von Margot Müller in der Werbeagentur McCann Erickson.

Die klassischen Gesetze der Werbung, die bis dahin galten, waren auf den Kopf gestellt. Man zeigt das Gegenteil von dem, was man sagt und meint und impliziert doch das Gesagte. So zeigt eine Anzeige eine Handvoll Gurken mit der Unterschrift „Esst mehr Möhren".

Zeigte bisher die Werbung das Produkt mit all seinen Vorzügen und Eigenschaften, so versuchte man nun in der Werbung eine Zusatzaussage unterzubringen. Diese betraf zunächst das verbesserte Aussehen des Käufers oder die gewonnene Schönheit, oder auch den Gewinn an sozialem Prestige. Hier fehlt noch alles, was wir heute aus der Werbung kennen: also Genuss, Spaß, Elend, Persiflage, Sponti-Verhalten, Originalität, Provokation. Hier heißt Seife noch Seife und der Rasierapparat noch Rasierapparat.

Doch das beginnt zu bröckeln: 1987 wird von der Firma Grundig der Rasierer bereits als Rasenmäher für das Gesicht vorgestellt. Logisch für den Werbefachmann: Bartstoppeln abschnipseln ist in der inhaltlichen Analogie wie Rasenmähen oder wie der Gebrauch einer Schere oder wie das Abweiden des Rasens durch ein Schaf. Deswegen werden diese Attribute auch bei der Rasierapparatwerbung benutzt. Ein Schaf als Ersatz für einen Rasierapparat!

Hier kommen wir nun in einen Bereich, in dem Witz, Cartoon, surrealistische Täuschung, Chuzpe als Verfremdungselemente benutzt werden. Man spricht dann von einem Verschiebehumor: „Wenn Sie keinen Champagner mehr haben, bestellen Sie doch einfach Löwenbräu", oder etwa die Anzeige eines Restaurants: „Kommen Sie zu uns herein und essen Sie etwas, damit wir nicht verhungern müssen".

Diese Verschiebung, in visuelle Rhetorik übersetzt, finden wir etwa im Plakat für die französischen Tennismeisterschaften 1988, in dem ein Tennisball zum Croissant mutiert. Alles ist hier gesagt. Visuell überbracht. Die Aufmerksamkeit ist geweckt. Ein typisches Beispiel für die visuelle Verschiebung ist auch das berühmteste Tier aus der Werbebranche, die lila Kuh von Milka. Geworben wird für die „Alpen-Vollmilch-Schokola-

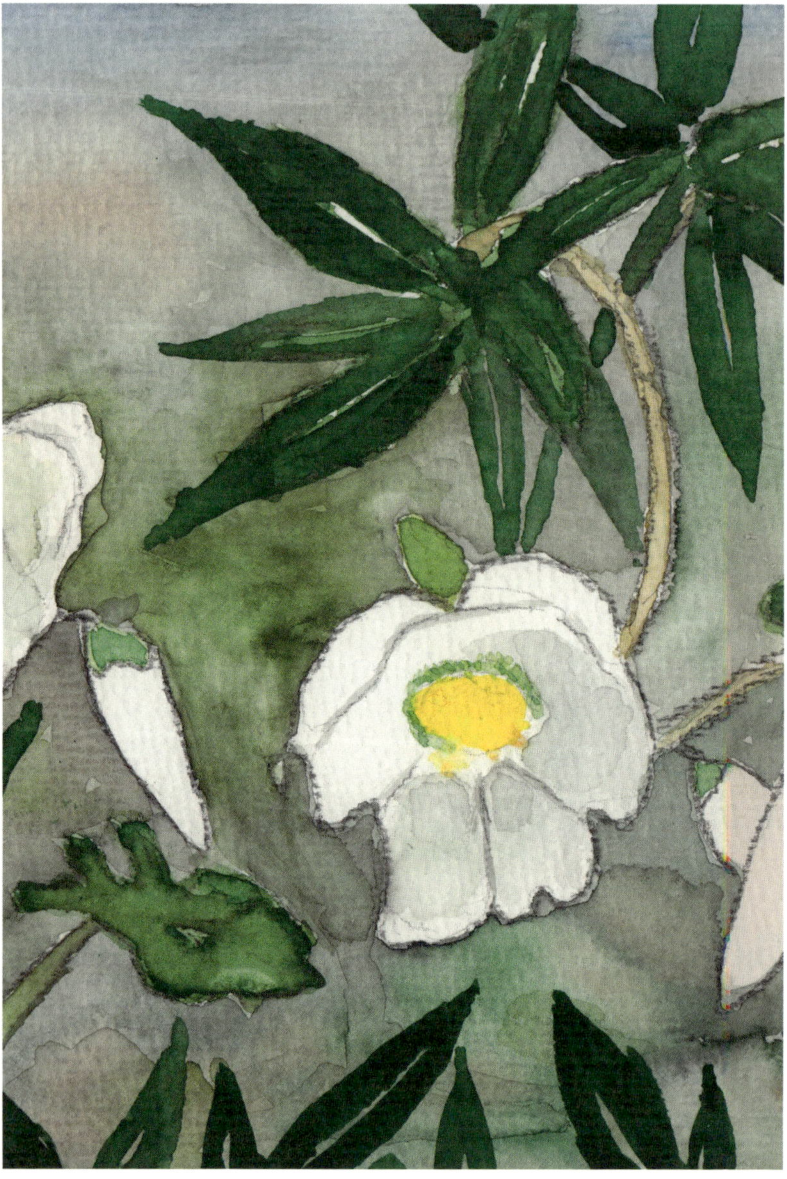

de mit einem extra Schuss Sahne“. Die Hauptbestandteile aus Milch in der Schokolade sind aber, laut Aufdruck: Magermilchpulver, Süßmolkenpulver und ein Emulgator.

Hans-Ulrich Grimm, der Autor des schönen Buches „Die Suppe lügt“[104] beklagt sich, dass nirgendwo in der Werbung dieser Emulgator zu sehen ist, immer sind nur die Alpen zu sehen. Er fragt an, ob dieser Emulgator wohl in den Alpen wächst, so auf der Wiese. Ein Märchen – ein essbares Märchen.

Gerade an dieser Werbung sehen wir deutlich, wie der Informationsgehalt über das Produkt weiter zurücktritt und vom Betrachter selber komplettiert werden muss. Oft ist die Verbindung von Text und Inhalt nicht mehr herstellbar. Es ist wie beim Erzählen eines Witzes: die Pointe muss sich der Hörer selber holen.

Ich berichte nun von Forschungen von Dieter Urban, Professor an der Hochschule für Gestaltung in Augsburg[105]. In den nächsten Beispielen wird das Sprachliche und das Optische verschoben, allein oder gemeinsam. Wenn die Firma Pfanni für ihre Puffer absichtlich den scheinbaren Schreibfehler „Panni Pfuffer“ benutzt. Sprachliche Umformulierungen kennen wir in der Werbung nur zu gut: von „Schuh-verlässig“, „guten Happetit“ bis zu „Darf es etwas Meer sein?“ und „für Frühaufstücker“. Davon gibt es heute Tausende und sehr Pfiffige. Achten Sie einmal darauf, wie Ihr Haarschneider seinen Laden nennt.

Dann kam Schweppes mit seiner Experimentiersprache, der „Enzyklopädie des Schweppens“ aus der Düsseldorfer Agentur Schirner. So wurde ein Markenname rein verbal eingehämmert. Mit Erfolg. Es gibt zahlreiche weitere Beispiele. Neben der sprachlichen auch die optische Verschiebung. VW warb für seinen Golf, indem sie den Buchstaben o in Golf einfach wegließen. „ G lf“. Das Fehlende ließen sie von den Lesern im Kopf ersetzen.

Und dann schließlich Wortspiele in der Werbung, wie zum

Beispiel die Firma Pfanni, die eine Mahlzeit aus ihrem neuesten Produkt als das „das jüngste Gericht“ bezeichnet. Wortspiele dieser Art sind uns auch aus Witzen geläufig: „Warum haben die Fische Schuppen? Ja wo sollten sie sonst ihre Fahrräder unterstellen?“ So auch in der Werbung, wenn zum Beispiel ein Desinfektionsmittel wirbt: „Lassen Sie Ihr Kind nicht auf allen Viren durch die Wohnung kriechen“.

Nach der Sprache noch einmal zum Bild. Wie werden Bilder komponiert? Mit einer Spezialbrille wird gemessen, wohin der Betrachter eines Reklamebildes zuerst schaut. Dort muss die Werbeaussage hin. Bei Gesichtern schaut er zuerst in die Augen, später erst auf den Mund. Daher war die Anzeige auch genial, in der Coca-Cola eine schöne Frau mit werbebedruckten Verschlusskapseln von Colaflaschen als Pupillen zeigt.

Manchmal muss aber auch korrigiert werden, weil der Inhalt zur Zeit nicht ankommt. Wegen einer gewissen Fremdenfeindlichkeit musste die Firma Hoechst auf Grund von Protesten seinerzeit ein farbiges Kind aus einer fröhlichen Kindergruppe in der ansonsten ganz harmonisch anmutenden Anzeige entfernen.

Wir haben nun einen kleinen Einblick genommen in die Wort- und Bildwerkstatt der Werbefachleute. Und wir glauben auch, wir hätten das alles verstanden und durchschaut. Wir glauben, dass wir weitgehend immun sind gegen alle Verführungen.

Selbst die Werbefachleute sagen das. Die Werbeleute behaupten auf einer eigenen Anzeige, dass eine knusprige Gans in einem Reklamebild aus einem Vegetarier keinen Fleischesser macht. Und dass im gleichen Sinn eine Raucherwerbung aus einem Nichtraucher keinen Raucher machen kann. Ich bin sicher, dass das so nicht stimmt.

Das gilt es nun zu zeigen. Dazu müssen wir erst einmal den Umgang der Werbung mit der Wahrheit kurz beleuchten. Wir haben ja schon gesehen, dass die Lügenhaftigkeit nicht versteckt zu werden braucht. Was stimmt also an der Werbeaussage?

So richtig genau nahm man es schon vor 100 Jahren nicht, wie eine Margarine-Werbung beweist, in der Margarine als Butter angepriesen wird. Denn auch damals wusste man schon, dass Margarine nicht Butter ist.

Oft ist die Werbung allerdings scheinbar verblüffend ehrlich: „Ich geh meilenweit für eine Camel“ bedeutet ja, ich werde von dem Zeugs so süchtig, dass ich notfalls barfuss durch den Schnee laufe, um mir die Dinger aus dem Automaten zu holen. Ist das ein unbewusster Umgang mit der Wahrheit?

Was heißt das jetzt in der inhaltlichen Übertragung mit dem meilenweit Gehenden? Dschungel, Löcher in den Schuhen und wilde Abenteuer soll dieser Slogan aus dem Jahr 1969 übersetzen. Er war eine lippensynchrone Übersetzung des amerikanischen Spruchs „I'd walk a mile for a Camel“ aus den 40er Jahren. Die Zigarette gibt es seit 1913. Aber nicht das Kamel oder Dromedar als Zugpferd der Markenbotschaft hat es geschafft, in Deutschland einen hohen Marktanteil zu erwerben. Es war dieser Bursche mit dem Wuschelkopf, dem Schnauzer und den durchlöcherten Schuhen.

Der Camel-Mann stand für den Wunsch nach Freiheit, Lebensgenuss und Selbstverwirklichung. Interessant ist, dass dieser Typ sich nicht lange hielt. 1986 wurde er ersetzt. Statt des im Dschungel Herumgammelnden kam ein Glattrasierter mit auffälliger Armbanduhr, der immer etwas tun musste, z. B. Flugzeuge fliegen. Der vermittelte nun Zielstrebigkeit und Leistungsorientierung. Das sah man auch schon an der Garderobe, die nicht mehr so gammelig sein durfte.

Doch das fruchtete nicht. Bis 1991 dümpelte die Marke Camel so vor sich hin, und die Marktforscher fanden, die hohe Zahl der Arbeitslosen und der Camel-Mann, das passe nicht. Ob das stimmt? Immerhin hatte der Marlboro-Cowboy einen festen Arbeitsplatz im Marlboro-Country vorzuweisen. 1991 wurde der Camel-Mann in die Wüste geschickt und das tapsige Kamel kam hervor. Die Zeichentrick-Streifen mit dem Tier waren der Renner und der 50-Sekunden-Brüller in jedem Kino.

Die Ernüchterung kam mit den Zahlen. Der Umsatz bei Camel stieg nicht weiter. Der Marlboro-Cowboy zog die Raucher in sein Land. Die Rauchgewohnheiten des Cowboy waren ja bekannt, die Rauchgewohnheiten der Kamele blieben diffus. Auch die Fachleute rätseln warum. Immer geht das wohl doch nicht so mit dem Verfremden.

Für uns ein schönes Beispiel, wie diffizil dieses Medium Werbung ist, wie wenig vorhersehbar es ist, und wie vielen Gesetzen es wohl gehorchen muss!

Bleiben wir noch einen ganz kurzen Moment bei der Frage nach der Wahrheit. Die frischen Kräuter, die uns der so sympathische Franzose in den Weichkäse hackt, sind natürlich nicht frisch, sondern uralt. Wir können ja froh sein, wenn es wirklich Kräuter sind und nicht naturidentische grüne Fusseln. Es werden wohl immer nur einzelne Happen der Wahrheit zur Schau gestellt, um dadurch Macht zu gewinnen.

Die Kunst der Vernebelung der Wahrheit trägt auch zur Vernebelung unserer Kritikfähigkeit bei. Und zu unserer Enthirnung und Verblödung. Ein Grundsatz der Werbebranche ist der: „Verkaufen Sie nie die Leute für blöd. Aber vergessen Sie nie, dass sie es sind!“ Statt Kritikfähigkeit könnte ich auch sagen: Die kindliche Hellsichtigkeit, das natürliche Empfinden und die Wahrheitsliebe sind vernebelt. Keiner vermag heute mehr zu sagen: „Aber der Kaiser ist ja nackt!“ wie es im Märchen heißt.

Wie gelangen nun die Tendenzen der Werbeaussagen in unser Bewusstsein? Aus der nüchternen, informativen Beschreibung von Konsumgütern in der Anfangsphase der Reklame hat die Werbung eine erst sanfte, dann heftige Emotionalisierung durchlaufen. Es entstand plötzlich der Eindruck, als sollten wir Produkte nicht nur brauchen, sondern auch lieben.

Die Werbung war inhaltlich damals wirklich noch sanft. Zum Beispiel die Werbespots mit dem freundlichen „Tchibo-Kaffee-Experten“. Dieser seriöse Herr war ein englischer Schauspieler, der in Wirklichkeit nur Tee trank und keinen Kaffee vertrug. In seinem dunklen Anzug, der bei den Dreharbeiten in tropischen Ländern stündlich ausgebürstet werden musste und mit einem Homburg auf dem Kopf schwitzte er unerträglich. Dennoch schaute er Vertrauen erweckend drein.

In der späteren Phase der Konsumgesellschaft wurde die Werbung aggressiver und auch umfassender. Die Ware wurde scheinbar Nebensache.

Der Soziopsychologe Wolfgang Schmidbauer[106] schreibt, dass ihm diese kurzen Werbefilme, die mit hohem Aufwand und Raffinesse hergestellt werden, erscheinen „als würde aus einem Luftschloss im Vorbeigehen ein Schlüssel fallen, der Zutritt zu von Wundern erfüllten Räumen gewährt.“

Früher wurden Raucher darauf hingewiesen, dass die Zigarettenpapierhülsen mit feinsten Orienttabaken gefüllt sind. Heute bezaubern uns aufregende Expeditionen, Cowboys und Szenen voller Erotik. Irgendwo taucht dann der Name der Zigarette auf. Es könnte aber auch ein Parfum, oder ein Joghurt, eine Uhr oder ein Motorrad sein. Wir sollen verschmelzen mit einer Traumwelt, die uns herausführt aus dem miesen Alltag und aus der kaputten Realität.

Das Auto, das nach dem Umdrehen des Zündschlüssels durch eine Traum-Ferienlandschaft schnurrt, bleibt im Gebirge oder am Meer stehen. Wir entfliehen mit ihm in eine Region, die unsere Träume erfüllt. Diese erfüllten Träume sollen aus unserem Unterbewussten wieder hoch gewürgt werden, wenn wir den Namen oder das Logo des Produktes, in diesem Fall des Autos, sehen.

Ich will Genuss sofort! Das war ein tausendfach auf Auto-Aufklebern wiederholter Werbespruch einer großen Kaffeefirma. In Gedanken müssen wir jedes Wort unterstreichen und einzeln betonen:

Ich!	Die Individualität, das Größte.
Ich will!	Darin steckt Erlebnis, Event, Fitness, Erfolg.
Ich will Genuss!	Das ist Spaß, Fun, Sex, das pralle Leben
Ich will Genuss sofort!	Das ist der Imperativ schlechthin, das Zauberwort, ohne Warten direkt zum Genuss, ohne Vorspiel zum Orgasmus, sofort von Null auf hundert.
Ich will Genuss sofort!	

Und da sind wir schon bei den Modeworten des Zeitgeistes, die zugleich die „Machtworte des Zeitgeistes" sind (so ein Buchtitel[107]). Sie sollen uns die Träume einer glücklichen Welt vorspiegeln. Sie sollen unsere Begehrlichkeit wecken bis zur Grenze des Erträglichen. In der Folter im Mittelalter sagte man zum Gefolterten: „Du wirst schon noch reden!" Heute sagen die Werbetexter: „Du wirst schon noch wollen! Du wirst schon noch kaufen! Du wirst schon noch konsumieren!" Das ist die moderne Folter, der sanfte Psychoterror der Werbung. Die Machtworte des Zeitgeistes sollen unsere Ansprüche an das Leben benennen.

Und sie werden nicht mehr an das Produkt gebunden empfunden, sondern auf unseren Alltag und unser Lebensgefühl übertragen. Und das gelingt umso mehr, je weniger diese Zauberworte in der Werbung für produktbezogene Eigenschaften benutzt werden. Sie bezeichnen vielmehr unsere Stimmungen und Empfindungen, die uns der Besitz oder Gebrauch der Produkte verspricht.

Schauen wir uns diese Machtworte des Zeitgeistes einmal an: zum Beispiel das Wort „NEU“.

Es kann auch heißen: aktuell, akut, modern, heute, frisch. Neu ist ein Lieblingswort der Werbung.

Allein in einer Anzeige von BMW kommt es sieben Mal vor: Der NEUE BMW 5er. Sein energischer Blick ist durch die NEUEN Corona-Scheinwerfer mit Lichtleittechnik noch eindringlicher geworden, und in seinem Inneren waltet eine NEUE Kraft größer als je zuvor: der NEUE BMW Reihensechszylinder. Ein völlig NEU konstruierter Ansaugtakt gibt den NEUEN Reihensechszylindern noch mehr Kraft zum Atmen. Außerdem entwickelten die Ingenieure eine NEUE, vollelektronische Gassteuerung und takteten die Motortechnik schneller. Nun hat der BMW 5er wieder eine NEUE Evolutionsstufe erreicht.

Herr Hallmackenreuter von Loriot lässt grüßen mit seinen neuen Bettfedermuffen.

Neu! Dieses Wort aus drei Buchstaben ist die Signatur für alle Werte im Modernen. Es ist die Legitimation für allen fortgesetzten Wandel. Neue Männer braucht das Land, neue Ideen für die Partei, die eine neue Kraft in diesem unserem Vaterland darstellt. Aber auch neue Körperteile, neue Gelenke oder eine neue Nase durch die Schönheitschirurgie, neue Hits, neue Kleidung, neue Frisuren, die neue Frau, neues Wohnen. Alles neu. Alles aktuell. Alles frisch. Auch der aufgetaute Schiet von gestern wird heute als neu angeboten und auch konsumiert.

In dem Zeitgeist-Buch von Klaus Hofmeister[108] ist das Wort NEU das Schlüsselwort überhaupt. Das Alte, das Wiederholte ist Niedergang. Das Neue weckt Begehrlichkeit. Das Neue öffnet das Portemonnaie. Es gibt immer eine Neuheit, die das gestrige Neue alt aussehen lässt. Das treibt uns an zu diesem hektischen Lauf mit der Zeit, auf den viele so fluchen. Das

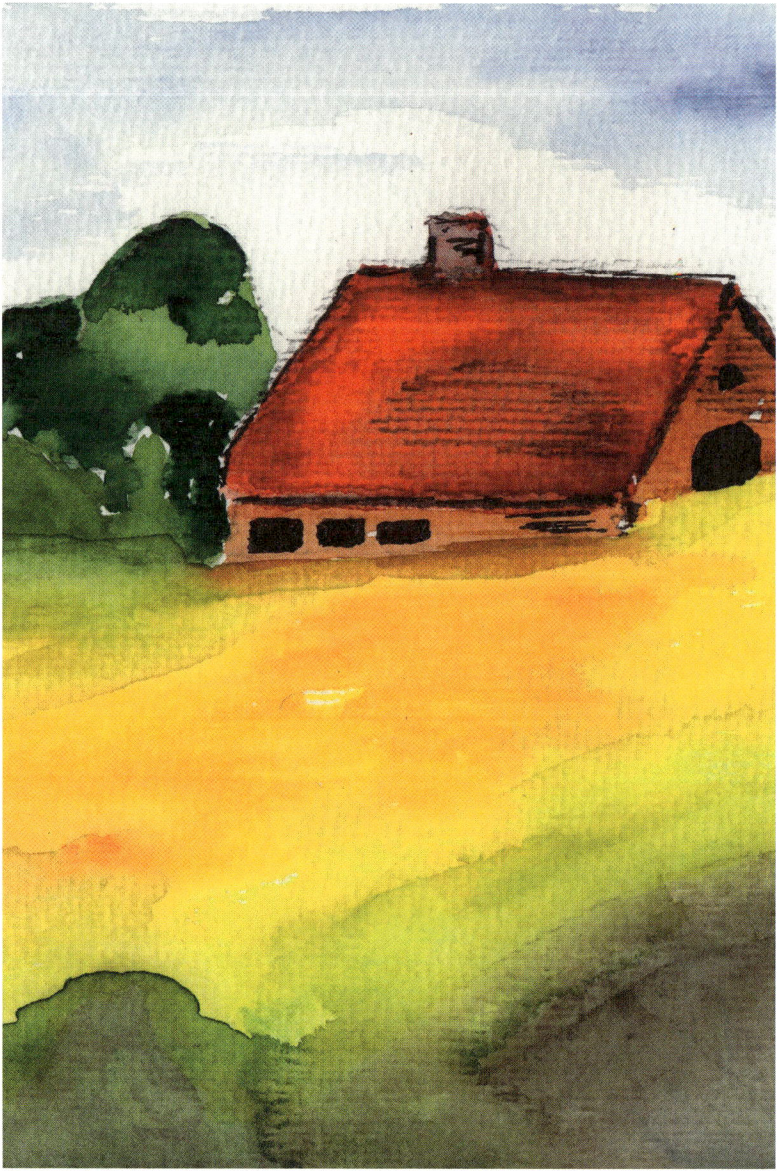

Neue von heute ist morgen der Schnee von gestern. Das führt zu dem, was man die „Post-Shopping-Frustration" nennt: Kaum habe ich etwas, brauche ich schon das nächste. Und so rasen wir von der Begierde zur Erfüllung und wieder zurück zur Begierde. Goethes Faust lässt grüßen. Oder wer den Goethe über hat, der höre Baudelaire[109]:

„Reich uns dein Gift, dass Tröstung wir erfahren!
Noch brennt das Feuer – lass zum tiefsten Schlund,
Lass uns zu Himmel oder Hölle fahren!
Nur Neues zeig uns, Tod, im fremden Grund!"

Neu muss es sein! Wir kaufen es sofort. Jeder Krämer kennt es aus seinem Laden. Ein Aufkleber „Neu" an die Ladenhüter, das hilft sofort. Auch Überflüssiges kann verkauft werden, wenn es nur als neu benannt ist. Ein groteskes Beispiel fand ich in den USA. Etwas ganz neues: „Vegie-Wash". Das ist Wasser in einer schön aufgemachten Flasche zum Waschen von Obst und Gemüse. „Vegie-Wash", neu aus den USA: wäscht Obst und Gemüse porentief rein und befreit Grünzeug effektiv von Schadstoffen und Wachs. „Vegie-Wash". Nicht dass Sie denken, ich hätte hier etwas erfunden. Nein, das gibt es wirklich! Auf die Idee kam bloß vorher noch keiner. Der Versuch, Wasser zum Auflösen von Schnellkaffee zu vermarkten, ist schon erfolgt in den USA. Warum auch nicht? Wir lieben ja das NEUE, wir sind ja gierig nach dem NEUEN, „neu-gierig". Und leicht lassen wir uns in dieser NEU-Gier allerlei anschnacken.

Neues erfordert Geschwindigkeit, Beschleunigung, Mobilität. Das sind weitere Machtworte des Zeitgeistes. Man kann nur der Erste sein, wenn man der Beste ist. Zu den Ersten und Besten zählt, wer der Schnellste ist. Also: „Dalli-Dalli!" unvergessen von Hans Rosenthal. Und schnell alles absolvieren, damit wir es vor dem Tod noch geschafft haben. Was hat das mit der Werbung zu tun?

Klar: beim Autokauf von Null auf Hundert in zwölf Sekunden. Beim Kaffee: eingießen, umrühren, fertig! Der Instant-Effekt! Die Polaroid-Kamera mit dem Sofort-Bild. Die Schnell-Reinigung. Wisch-und-Weg. Knack-und-Back. Die 5-Minuten-Terrine. Drive-in-Pizza. Fix-Butte und Fix-Minze. Mister Minit repariert in Minutenschnelle den Schuhabsatz. Und wer in einer Woche umziehen möchte, baut ein Fertighaus.

Was kommt zum Beispiel heraus, wenn wir dem Wort „akut“ aufsitzen? Man könnte doch glauben, dass die Tabletten mit dem Beiwort „akut“ schneller helfen. Falsch! Angeschmiert! Es sind nur für den Akut-Fall weniger Tabletten in der Schachtel, dafür sind sie aber doppelt so teuer! Eine Akut-Tablette eines Präparats gegen Durchfall kostet 1,15 Mark, die gleiche Tablette, ohne das Beiwort akut, kostet 56 Pfennig. Reingefallen, den Verführern auf den Leim gegangen!!!

Aus den Bewegungssteigerungen „schneller, höher, weiter“ werden die Mengensteigerungen „viel, mehr, immer“. Und alles im Imperativ. Es gilt jetzt, immer, sofort alles zu haben. Alles ist immer verfügbar. Ist Ihnen schon aufgefallen, dass es auf der Speisekarte keine „Früchte der Saison“ mehr gibt? Immer gibt es alles, jederzeit.

Dazu gehört auch, dass man Konsumartikel umtauschen darf. Nicht wegen technischer Mängel, sondern einfach weil uns abends nicht mehr gefällt, was wir morgens ausgesucht haben. Bei Nichtgefallen: Geld zurück!

Die Innovationsschübe verkürzen sich. Spätestens ein halbes Jahr nach dem Kauf eines Computers sagt der Kundendienst: „Ach das Modell KX-12-Strich-9 haben Sie. Ja da weiß ich nicht, ob ich noch Ersatzteile bekomme“. Die Geräte werden lange nicht mehr benutzt, bevor sie unbrauchbar werden. Wir haben darüber ja schon einmal nachgedacht beim Thema „Neu“.

Mobil ist nicht mehr nur der, der sich überall hinbewegen

kann. Mobil ist auch der, der immer erreichbar ist. Per Mobile Phone (in Deutschland sagen wir ja Handy), per E-mail. Kein Bedürfnis muss vertagt werden. Alles ist im Fluss. Alles ist auch im Überfluss. Alles existiert im Plural. Es gilt nur noch Multiple-Choice-Antworten auszuwerten. Und immer ist mehr als eine Antwort richtig. Wir haben ja inzwischen zwei Kalender: Den der Arbeitszeit und den viel größeren der Freizeit, der Feiertage, der Auszeit. Ein Bekannter von mir wollte in einer norddeutschen Kleinstadt Fotos für einen Bildband machen. Große Probleme! Immerzu war da was los, die alten Straßen voller Leute und Buden und Fahnen. Mal Frühlingsmarkt, mal Töpfermarkt, mal Schwedenwoche, mal Weinfest. Der verkaufsoffene Sonnabend und die Ladenschlussgesetze sind heiß umkämpft.

Eine weitere Gruppe von Machtworten des Zeitgeistes ist eng damit verbunden: Spaß, Fun. Das „Don't Worry, Be Happy" ist uns schon vor Jahren aus den USA herübergeweht. Mit Spaß und Fun wird uns nun alles angedreht und durch Aktivität aufgemotzt zu einem Ereignis, das heute Erlebnis – oder moderner – Event heißt. Weitere Machtworte des Zeitgeistes.

Wenn ein Möbelhaus ein Jahr besteht, gibt es ein Event mit Freibier-Ausschank, Hüpfburg, Hubschrauber-Rundflügen und ein etwas prominenter Sänger zweiter oder dritter Klasse singt und gibt Autogramme. Längst heißt aber das Möbelhaus Wohnwelt und das Schwimmbad Erlebnisbad – auch in dem kleinen Dorf, aus dem ich komme.

Wenn es nun etwas mehr sein darf? Dann gibt es einen echten Elefanten und ein bisschen Prominenz zum Firmenjubiläum. Oder die Präsentation eines neuen Shampoos in der Sahara, oder die Licht-Laser-Show und Prosecco-Bar zur Eröffnung der neuen Boutique.

Außergewöhnliches überrascht, verblüfft, begeistert. Produkte oder Dienstleistungen, so ein ungeschriebenes Gesetz des Marketing, bleiben umso stärker in Erinnerung, je mehr

Erlebniswert mit ihnen verbunden ist. Marken müssen inszeniert, Produkte emotionalisiert werden.

Aber ist das genug? Die Touristikunternehmen haben ja noch stärkere Reize anzubieten: Club-Urlaub mit Formel-1-Rennen, die Oper Aida am Originalschauplatz bei den Pyramiden, Christmas-Shopping in New York. Na, da nehmen wir doch mal den Flieger, zum immerwährenden Event. Selbst Museen biedern sich den Konsumenten immer mehr an. Mit Museumscafé und Museumsshop und dem Kunstwerk auf dem T-Shirt und der Kaffeetasse. Der Geigenvirtuose zum Picknick im Park und die drei Tenöre im Fußballstadion, Kultur für Krethi und Plethi.

Es soll ja nun schon ein Erlebnis sein, eine Dose Menschenfutter aufzumachen oder sich mit einer besonderen Seife zu waschen, sagen die Werbetexter. Die Seife riecht nach irischem Frühling. Bitte wie riecht der? Und wie riechen wir? Sicherlich frühlingshaft, das heißt doch jugendlich. Das ist doch die Botschaft.

Das Einkaufserlebnis für die ganze Familie. Kennen wir das? Samstagmorgen: Die ganze Fußgängerzone rappelvoll. Die Menschen wühlen in den Bergen von Sonderangebots-Billig-Klamotten. Die Schnäppchen-Jäger sind unterwegs. Ein Lieblingswort von mir: „Schnäppchen". Hallöchen! Und die Kinder sind unruhig und nervig, sie wollen Eis und Schlickerzeug und Hamburger. Ist das Erlebnis spaßig?

Wie schön kann echtes Erlebnis sein! Wer konnte mal wieder in einem Fluss schwimmen, aus einer Bergquelle trinken, einen Sonnenaufgang an der See erleben, einen Regenbogen über den Bergen sehen, eine Nachtwanderung machen?

Schluss mit den Events der Spaß- und Erlebnisgesellschaft. Schluss mit der Suche nach dem unüberbietbaren Glückserlebnis, dem Kick. Inszenierte Events lassen sich schwer wiederholen, sondern immer nur steigern und überbieten. Überbieten zu immer Neuem und noch nie da Gewesenem. Da weht der Zeitgeist besonders heftig. Da schlägt die Phantasie der Werbefachleute immer größere Pirouetten. Da wird in uns die Sehnsucht nach Echtem, nach Ganzheitlichem und damit auch nach heilem – ich meine gesundem – Leben übermächtig deutlich.

Schließlich müssen wir uns noch damit befassen, wie uns die Werbung die zeitgeistigen Machtworte Jugend, Fitness, soziale Akzeptanz, Erfolg und Exklusivität vermittelt.

Da brauche ich nicht viel zu sagen, das kennen wir alle. Jugendliche Frische und Schönheit wie ein Filmstar, das verkaufte uns die Seife Luxor schon in den 50er Jahren. Fitness versprechen uns heute die Medikamentenhersteller sogar durch das Senken des Cholesterinspiegels. Selbst in der Werbung für Ärzte wird so etwas Dämliches behauptet. Weg von Information, hin zu Emotion. Weg vom Text, hin zum Bild. Weg vom Wort, hin zum Logo.

Soziale Akzeptanz? Ein weites Feld. Eine bezaubernd frische Dame ohne Achselschweiß wurde in den siebziger Jahren aus dem Halbdunkel heraus angeschmachtet. Sie hatte das richtige Deo und den richtigen Verehrer. Einem einfallslos gebauten Hotel in der ehemaligen DDR mit einem langweiligen Namen aus drei Buchstaben nimmt man alles Fade und Banale, in dem man ein neues Logo königlich mit einer Krone versieht. Auch Warsteiner Pils schmeckt anders, wenn man weiß, dass es die Königin unter den Bieren ist. Tausende von Beispielen gibt es. Wenn etwa eine Bank mit Kreditkarten sagt, ich soll mit meinem guten Namen bezahlen, wie geadelt bin ich dann?

Da wird die Schwiegermutter aber staunen, wenn es „Jakobs Krönung“ gibt. Und wie gut stehe ich als Kaffeekoch dann da. Wieder bin ich geadelt. Und dann wird ARD eingeschaltet, und wir sitzen in der ersten Reihe, nicht hinten beim Pöbel, der SAT 1 sieht. Wir lesen ja auch die FAZ und haben einen klugen Kopf und lesen nicht diese Prolo-BILD. Wir schenken uns Mariacron ein, denn dann „hat das Leben wieder ein bisschen an Härte verloren“. Wir rauchen Stuyvesandt, obwohl wir es kaum aussprechen und noch weniger schreiben können und nicht wissen, wen es bezeichnet. Aber wir atmen mit der Stuyvesandt „den Duft der großen weiten Welt“. Oh Gott – ist die wirklich so stinkig verqualmt? Und wenn es Abend wird und der Tag geht und Johnnie Walker kommt, gibt es die zarteste Versuchung seit es Schokolade gibt. Denn drei Dinge braucht der Mann. Immer mit der Ruhe und einer guten Zigarre. Mach mal Pause, trink Coca-Cola. Im Asbach Uralt ist der Geist des Weines. Nur Küsse schmecken besser als Eckes Edelkirsch. Man gönnt sich ja sonst nichts.

Nichts ist unmöglich. Besonders, wenn es um Werbung geht. Und das sitzt fest im Unterbewusstsein, im Kopf. Als Clinton in Berlin war und sagte: „Nichts ist unmöglich“, was er für die politische Zukunft der Stadt meinte, brüllten die Zuhörer zurück: Toyooota!!! Peinlich! Diese Automarke hatte seinen Spruch längst in die Gehirne der Zuhörer gemeißelt. Und so sind wir vollgelabert mit Werbesprüchen von morgens bis abends. Oft ist der Spruch bekannter als die Marke: „Keine Feier ohne Meier“, weist auf die Berliner Spirituosenfabrik Meyer & Co AG hin. Vielleicht wird Dujardin weniger getrunken, als der Spruch „darauf einen Dujardin“ gebraucht wird.

So wird stabgereimt wie „Dein Sekt sei Deinhard“ und „Bitte ein Bit“. Auch echte Knüttelverse sind im Gebrauch. Schon vor dem Krieg stand der berühmteste Vers in den Hamburger und Berliner U-Bahnen: „So wichtig wie die Braut zur Trauung ist Bullrich-Salz für die Verdauung“.

Oder mal mit rheinischem Lokalkolorit: „Leicht bekömmlich muss sie sein, wie die Overstolz vom Rhein“. Und: „Das Beste was Deiner am Rhein harrt, ist Deinhard“. Oder die alte Werbeleier: „Nur Miele, Miele sprach die Tante, die alle Waschmaschinen kannte.“ Allgemein bekannt ist auch: „Hast Du Minimax im Haus, bricht bei Dir kein Feuer aus“. Und das Volk dichtete weiter: „Minimax ist großer Mist, wenn du nicht zu Hause bist!“ Ja wir sind doch das Volk der Dichter und Denker, unsere Werbetexter und wir. Da kann man es sehen.

Oft wurden die Sprüche auch umgewandelt. Als Opel-GT sagte: „Nur fliegen ist schöner“, widmete das Volk diesen Spruch schnell um für die mitmenschliche Begegnung besonderer Art. Und Erica Jong gab ihrem Roman den Titel „Angst vorm Fliegen“ und meinte diese Begegnung und nicht den Opel-GT.

Alles dient nur dazu, ein Produkt oder einen Namen unters Volk zu bringen. Der Name ist oft schwer zu finden. Als die Firma Feldmühle, die ja mit ihrem Klopapier „Servus“ schon eine Marke platziert hatte, ein noch weicheres Produkt auf den Markt bringen wollte, suchten die Werbetexter einen neuen Namen. Der abschiedliche Gebrauch des Papiers war ja mit Servus schon gut beschrieben. Also was jetzt? „Au revoir“ geht nicht gut, „doswidanje“ auch nicht. Also „Adios“. Nun heißt Adios oder Adieu ja „Gott befohlen“. Für einen Stuhlgangsneurotiker ein schöner Ausruf, wenn's geschafft ist, und wenn dann das Papier gebraucht wird. Aber der katholische Klerus legte sofort Protest ein. Es half auch nicht, dass ein Universitäts-Gutachten vorgelegt wurde, dass 90 Prozent der Menschen mit dem Wort Adios nichts Religiöses verbinden. Höchstrichterlich musste der Name geändert werden, man wählte „Arios“. Doch die Theologen gaben keine Ruhe für die Sitzung. Es gab ja im 4. Jahrhundert eine Glaubensrichtung, die „Arianer“, die beschmutze man nun mit dem Papier. Als die Firma sich das Wort „Amios“ patentieren ließ, gab es wieder wütende Leserbriefe wegen des gotteslästerlichen Namens in den Bedürfnisanstalten, der an den Propheten Amos erinnerte. Eine schwere Sitzung mit viel Verstopfung!

Namen zu finden ist heute sicher nicht einfach. Bis die Kaffeebohne des Herrn Carl Tchilling, also die Tchilling-Bohne als Tchibo bekannt wurde, verging schon eine Weile. Und Edu-

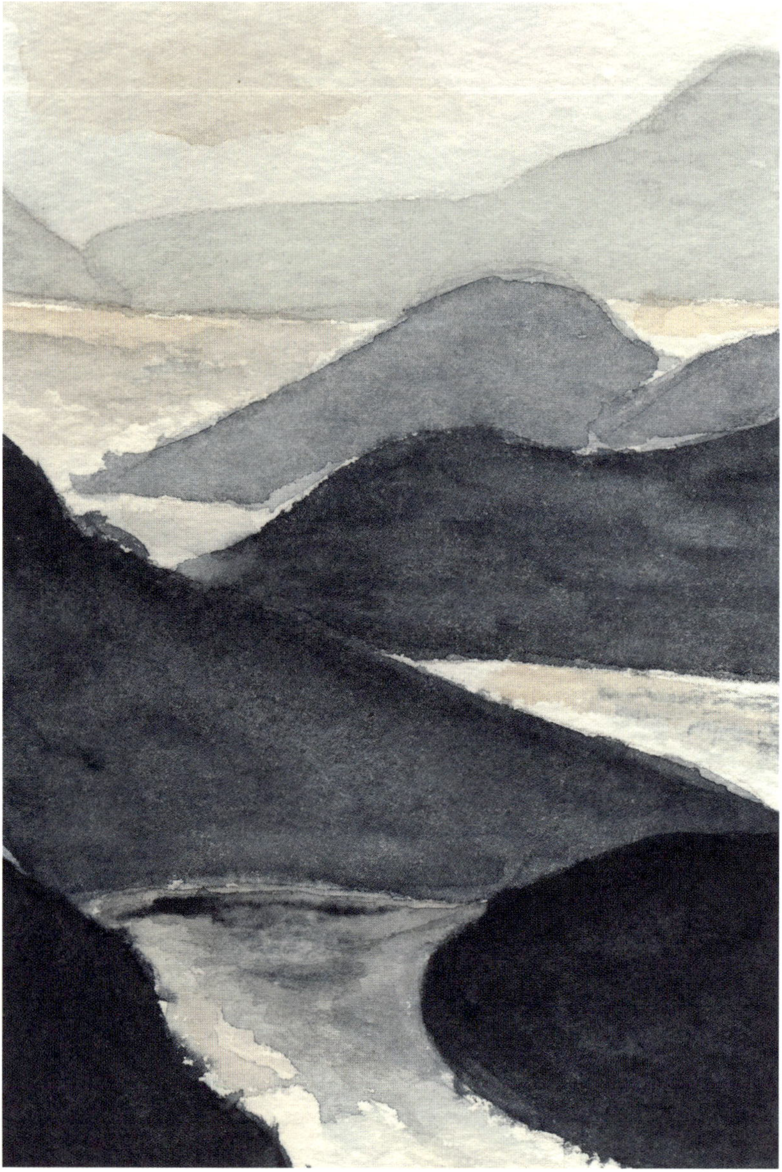

ard Scholz kürzte auch nur seinen Namen ab zu EduScho. Herr Riegel gab noch seinen Wohnsitz dazu bekannt und kürzte „Hans Riegel, Bonn" zu Haribo. Manche aber konnten auch Latein, wie der aus Winningen gebürtige Herr August Horch, der Autoingenieur. Er latinisierte den Imperativ, der in seinem Namen steckt. Aus horch(!) wurde audi(!).

Auch Herr Beiersdorf, der eine schneeweiße Hautcreme herstellte, entsann sich an die Latein-Vokabel-Paukerei. Nix, nivis, der Schnee, niveus heißt schneeweiß: also Nivea für die schneeweiße Creme. Die Werbung für Nivea hat übrigens eine talentierte Werbefachfrau gemacht: Elly Knapp, die Frau, die Albert Schweitzer als Pastor später mit Theodor Heuß traute, unserem ersten Bundespräsidenten.

Unverwechselbarer Name, unverwechselbare Form: Zum Beispiel die Form der Coca-Cola-Flasche, bei der man ein jedes Mal Marylin Monroe in die Taille greift, wenn man die Flasche zur Hand und zum Mund nimmt. Oder diese akribisch in schmutzig graues Reispapier einzeln eingepackten Portionsfläschchen Boonekamp. Damit wir sicher sind, dass der Ober uns nicht einen anderen Magenbitter einschenkt, sondern wirklich unverwechselbar den echten Boonekamp. Oder die quadratische Schokoladenpackung. Tausende von Beispielen gibt es.

Welch ein Geld für diese Werbebemühungen fließt, kann man sich kaum vorstellen. Und es wird immer mehr. Lassen sie mich ein Beispiel erzählen: Als die französische Parfumfirma Chanel 1990 ein neues als „würzig, und holzig" beschriebenes Duftwasser mit dem Namen „Egoiste" einführte, ging sie zu Werbeaufnahmen in den brasilianischen Urwald. Vierzig Kilometer von Rio entfernt hat der Image-Designer Jean-Paul Goude die imposante Fassade des Hotels Carlton in Cannes naturgetreu aus Sperrholz nachbauen lassen. 47 Topmodelle wurden eingeflogen, die in dem Werbefilm gleichzeitig die Balkontüren aufstießen und den Egoisten schmachtend anflehten: „Zeig dich Schurke!“ Zu den Dreharbeiten war man in den Urwald gegangen, weil die Werbefilmer nur dort in brasilianischer Januarsonne echtes Hochsommerlicht zu finden glaubten, das es in Cannes nicht gab. Dem war auch so. Und die von Karl Lagerfeld geschneiderte Garderobe der Türöffnerinnen drohte zu verblassen, so dass vor Ort einige aus buntem Papier nachgenäht werden mussten. Die Kosten für diesen Irrsinn: etwa fünf Millionen D-Mark. Länge des Werbefilms: 32 Sekunden. Und in Cannes gab es bei den Festspielen eine Goldmedaille für diesen Werbefilm. Bezahlt haben es die Käufer des Parfums.

Damit sind nun auch Grenzen erreicht und durchdrungen. Neues, das lernten wir bereits, erfordert ständig Steigerung. Immer mehr, immer doller. Als die Menschen das Flugzeug für ihre Reisen entdeckten, hatte das „HB-Männchen“ ausgedient, das jahrelang nach jedem Zeichentrick-Ärger „gleich in die Luft gehen“ wollte. Da wollte man ja plötzlich selber gerne hin.

Mehr musste her. Dafür sorgte Luciano Benetton, der 1983 noch in beschaulicher Art Kinder aller Hautfarben in Pullovern mit modischen Farben ablichten ließ. Neben dem Pulloververkauf wollte er Völkerverständigung propagieren. United Colors of Benetton. Noch mit viel Nettigkeit. Man rätselte lange, warum ihn und seinen Fotographen Oliviero Toscani dann plötzlich der Teufel ritt. Sie fingen an, in provokanten Bildern das Elend der Welt zu beschreiben. Blutverschmierte Hosen eines Getöteten, Soldatenfriedhöfe, Jesus am Kreuz, dreckige T-Shirts und eine nackte Brust mit dem Fleischbeschaustempel: HIV-positiv.

Siebzig Werbemillionen investierte Benetton. Und die Antwort war vielfältig: ein Aufschrei, eine Empörung, eine Bewunderung und der Beginn einer neue Art, Werbung zu machen. Das Wort Schockwerbung war geboren. Darüber mussten sich sogar die Gesetzgeber streiten und Gesetze erlassen. Und viele Trittbettfahrer kamen. Und immer mehr wurde gewagt in der Werbung. Calvin Klein sorgte dafür, dass Unterhosen gesellschaftsfähig wurden. Nicht allzu lange vorher nannte man sie noch die „Unaussprechlichen“. Jetzt wurden sie Werbeträger mit aufgedruckter Botschaft.

Die Werbung wurde immer anzüglicher: „Nicht jeder Hosenladen hat, was Sie suchen“, heißt es da beim Jeanskauf. In der darauf folgenden Anzeigenserie titelte die Firma: „Sie kommen nach Hause und da liegt sie ausgezogen vor Ihnen“. Ein Autocenter wirbt mit dem Slogan: „Mögen Sie's französisch“. „22 Uhr: Sie geht auf einen Kaffee mit hoch. 24 Uhr: Er verliert seine Kontaktlinsen“. So steht es auf der Werbung für eine Armbanduhr. Eine erotische Shortstory: Kann er ohne Kontaktlinsen die teure Uhr noch ablesen? Oder was ist da eigentlich passiert? Die Damen wurden immer nackter und räkelten sich überall. Nur nackt ist noch billiger, titelt ein Bekleidungsgeschäft. Bald erschien auch der nackte Mann. Die Nackten wurden nackter, das Schocken wurde schockiger. Tabus gab es nicht mehr. Selten noch ein Aufschrei, wie bei der Werbung für einen Rundfunksender mit einem gepiercten Kunstbaby. Das gab allerdings eine Rüge vom Presserat. Es ist einfach sich aufzuregen über all das, was uns die Werbung bietet. Aber für uns ist es Alltag geworden. Es überschüttet uns täglich. Dennoch sollten wir aufmerksamer werden und auch skeptischer und vorsichtiger und weniger verführbar, sozusagen immun.

Wir müssen uns eingestehen, dass wir den Verführern der Werbung längst auf den Leim gegangen sind. Sie haben unsere Aufmerksamkeit erlangt. Sie kitzeln unsere Wünsche wach. Sie bauen die Glückskulissen auf. Und sie beeinflussen teuflisch unsere Einstellung zum Leben und zum Alltag.

Da genau muss unsere Wachsamkeit einsetzen. Wir haben ein bisschen in ihre Trickkiste geschaut. Vielleicht macht es uns sensibler. Das hilflose Gesicht des Verkäufers, der mir das

Gekaufte in einer Plastiktüte mit Werbeaufdruck gab, könnte ich heute noch nachzeichnen. Ich fragte ihn sofort, was ich dafür bekäme, wenn ich heute hier in der Stadt für sein Geschäft Reklame laufe. Ich sei zwar nicht Boris Becker oder Michael Schumacher. Er wisse aber doch, wie bekannt und berühmt ich sei, als Arzt und Buchautor und Kongressredner. Und wie sein Umsatz steige, wenn ich jetzt in der Fußgängerzone schaulaufe. Er wusste keine Antwort auf meine Provokation.

Das Wort des großen Ganzheitsmediziners Dr. Max Otto Bruker[110]: „Esst nichts wofür Werbung gemacht wird“ sollte man erweitern mit der Aussage: „Seid kritisch allem gegenüber, das beworben wird“. Seid sehr kritisch. Und lasst euch nicht manipulieren. Die meisten Dinge, die wir wirklich brauchen, haben keine Werbung nötig. Die Möhre hat keine Lobby und unser gutes Leitungswasser zum Trinken auch nicht.

Die fatale Kürze des menschlichen Lebens

Über den Umgang mit der Zeit und mit unserem Lebensende.

Vortrag auf der GGB-Frühjahrstagung in Lahnstein am 18. März 1995[111]

> *Als Gott die Zeit machte, hat er genug davon gemacht.*
> (altes irisches Sprichwort)

Die fatale Kürze des menschlichen Lebens! Welch ein Thema!

Die Anregung dazu verdanke ich Frau Prof. Dr. Marianne Gronemeyer, Professorin für Erziehungswissenschaften an der Fachhochschule Wiesbaden. Sie hat ein ungemein wichtiges Buch geschrieben mit dem Titel „Das Leben als letzte Gelegenheit".[112] Aus diesem Buch werde ich verschiedentlich zitieren und mich auch an die Grundaussagen des Buches halten.

Die fatale Kürze des menschlichen Lebens! Welch eine Aussage!

Uns, den Aktiven im Leben, entfährt ein Stoßseufzer beim Blick in den täglichen Terminkalender: Leider hat der Tag nur 24 Stunden! Was ist noch alles zu tun!

Aber meine Patienten im Altersheim zu Hause in meinem Dorf, die dort sitzen und nicht sterben können, was sagen die wohl zu diesem Satz? Ihnen mag dieser Titel wie sarkastischer Hohn und Spott erscheinen. Die letzten Tage des Lebens sind für sie nicht fatal kurz, sondern sie ziehen sich dahin und wollen nicht vergehen. Die Tage sind träge und angefüllt mit Schmerzen, Kummer und Sorgen. „Das Schlimmste am Alter ist die Langweile“, sagte kürzlich eine Patientin zu mir.

Die fatale Kürze des Lebens! Welch ein Titel!

Hinter diesem Titel verbirgt sich allerlei und das wollen wir jetzt gemeinsam bedenken. Zunächst einmal werden wir den Begriff „Zeit“ ansehen müssen. Wie haben die Menschen die Zeit früher gesehen und wie sehen wir sie heute? Wie hat man die Zeit früher bemessen und bewertet? Welch ein Zeitgefühl haben wir demgegenüber heute?

Zum Zweiten werden wir an das Ende der Zeit denken müssen, an das Ende des Lebens, an den Tod. Wie wurde der Tod in der Zeit des Mittelalters angesehen? Wie wandelte sich die Einstellung des Menschen seit dem 14. Jahrhundert dem Sterben und dem Tod gegenüber? Welchen Einfluss hatten die großen Seuchen des Mittelalters auf dieses Denken?

Zum Dritten werden wir uns mit dem Ablauf der Zeit befassen. Mit dem Begriff „Beschleunigung“. Wir werden nachdenken über die tödliche Eile, die die Menschen befallen hat, als sie merkten, wie kurz die Zeit war, die ihnen auf dieser Erde verblieb. Und wie grausam der Tod erschien, der diese Zeit abrupt beendete.

Zum Schluss werden wir in einem vierten Gedankengang überlegen, welche Konsequenzen dieses Nachdenken über Zeit, Tod und Beschleunigung für uns hat, und was wir aus diesen Überlegungen für unsere Lebensführung folgern können.

Zunächst jedoch ein allgemeines Gedankensammeln.

Ist es nun wirklich kurz, unser Leben? „Wenn's hoch kommt, sind's 80 Jahre" heißt es in der Bibel im 90. Psalm. Inzwischen ist dieses Alter nicht mehr die Höchstgrenze, sondern durch vielfältige medizinische, hygienische und gesellschaftliche Fortschritte beinahe schon der statistische Durchschnitt unserer Lebenserwartung. Frauen leben im Schnitt sogar noch länger. Allerdings ist es nicht immer ein sattes, erfülltes Leben bis zum letzten Tag im 80. Lebensjahr. Immer häufiger verbringen alte Menschen die letzten Jahre ihres irdischen Lebens krank und siech in einer Form, die sie pflegebedürftig macht. Unsere Zeit hat darauf reagiert. Statt einer gerechten Gesundheitskasse haben wir eine Krankenversicherung. Und statt einer vernünftigen Gesundheitsprophylaxe genehmigen wir uns jetzt eine Pflegeversicherung.

Es stimmt schon eher die Aussage des Psalmendichters, dass wir unsere Jahre zubringen „wie ein Geschwätz". Dass unser Leben dahinfährt, „als flögen wir davon". Dass uns das Leben sozusagen aus den Händen gleitet. Und während uns, den Aktiven, den Lebensdurstigen, das Leben so fatal kurz erscheint, ist es für die Siechen und Pflegebedürftigen so grausam lang.

Aus beidem, aus der Ansicht des kurzen Lebens der aktiven Jungen und aus dem endlos langen Lebensgefühl der chronisch Geplagten spricht das Gleiche: Eine tiefe Unzufriedenheit mit dem Ablauf des Lebens so wie es ist, mit dem Jetzt, mit dem heutigen Sein. Daraus können wir schließen, dass wir dieses ungute Lebensgefühl künstlich erworben haben, dass es so nicht für uns vorgesehen war. Der unzufriedene Zustand hat so nicht alle unsere Vorfahren begleitet, sondern ist entstanden aus einer ganz neuen Einstellung zum Leben.

Wir haben in den letzten Jahrhunderten unser Leben wohl radikal verändert. Als oberstes Ziel unseres Lebens haben wir die Erfüllung und Befriedigung aller unserer Wünsche und

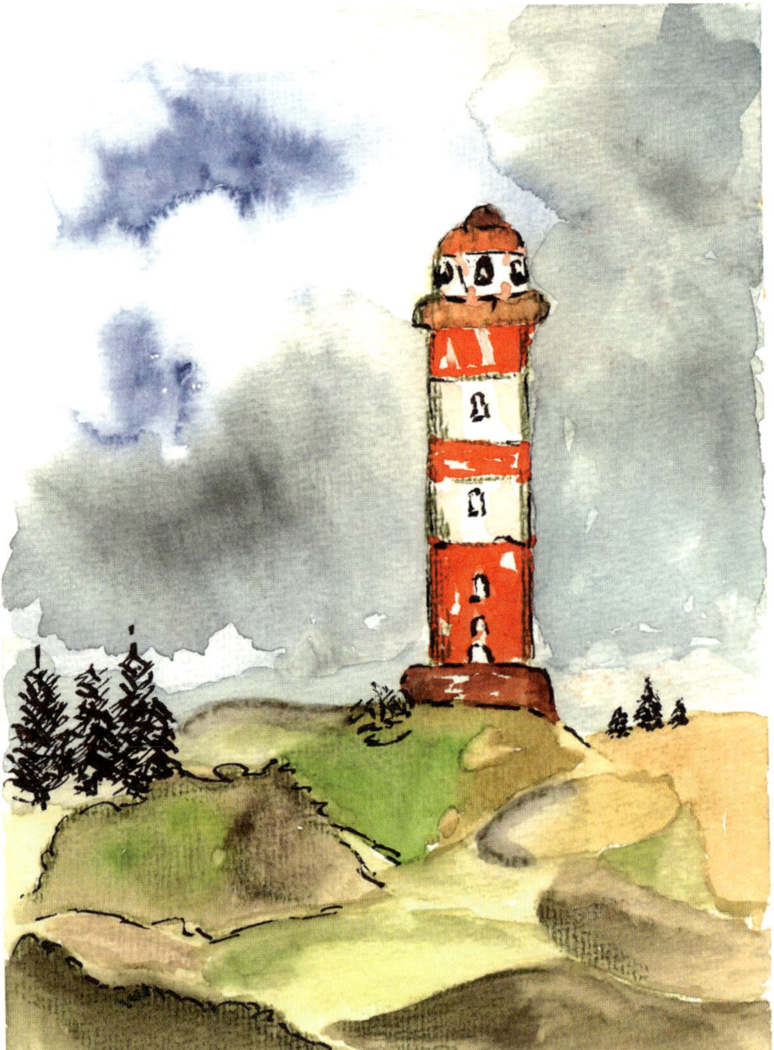

Bedürfnisse gestellt. Und diese müssen nach unseren Wünschen rasch, möglichst noch heute erfüllt werden. Dadurch spüren wir täglich die Kluft zwischen dem, was wir alles tun möchten und dem, was wir tun können. Die Kluft zwischen den vielen Möglichkeiten zu einer Luststeigerung in unserem Alltag und der erbärmlichen Begrenztheit unserer Mittel, das alles zu realisieren. Es fehlen Geld und Gelegenheit, und vor allem fehlt es auch an Zeit, alles das wahr zu machen, was noch an Träumen in uns ist. Die kläglich bemessene Zeit in der fatalen Kürze unseres Lebens.

Das Ende unseres Lebens ist durch den Tod bestimmt. Aber dieser ist nicht mehr alleine unser ärgster Widersacher. Er erhält jetzt einen noch viel ärgeren Konkurrenten: nämlich die Angst, etwas versäumt zu haben!

Wie ist das alles entstanden? Wie konnte unser Leben unter einen solchen Zeitdruck geraten? Wann ist das passiert? Oder war unser Lebensgefühl, das ich eben beschrieben habe, schon immer so?

Die Zeit und das Lebenstempo

Die Zeit ist das hochaktuelle Thema unserer Gesellschaft, unserer „Zeitgenossen“. Es ist das Thema, das unendlich strapaziert wird. Über Zeitknappheit klagen heute Schüler und Rentner gleichermaßen. Zeit ist unser kostbarstes Geschenk. Wer sie nicht hat, diese knappe Zeit, der spricht zumindest davon. Zeitknappheit und geschäftige Eile adelt und gibt den Nimbus der Bedeutsamkeit. Wer etwas auf sich hält, kann es sich nicht mehr leisten, Zeit in Hülle und Fülle zu haben. Mit dem Versprechen, Zeit zu gewinnen oder Zeit zu sparen, lassen sich auch überflüssige technische Großtaten (wie z. B. das Überschallflugzeug Concorde) gut durchsetzen. Gleichzeitig wird aus Zeitmangel auch Nötiges und Wichtiges unterlassen.

Die Zeit wird zu einem Ökonomiefaktor mit einer Janusköpfigkeit. Man hat sie zur Verfügung oder man hat sie verloren. Man kann die Zeit sparen oder man kann sie ausgeben und verschwenden. Man kann sie gewinnen oder verlieren. Man kann sie nutzen oder totschlagen. Man kann sie planen oder sie sich vertreiben. Man kann sie sich auch stehlen lassen. Davon hat uns Momo schon eindrücklich erzählt[113]. Diese Zeit, die uns treibende und regierende Zeit, die Zeit, die wir messen und kalkulieren, die wir verplanen, ist aber eine Erfindung der Neuzeit!

Der mittelalterliche Mensch kannte eine solche, uns so vertraute Denkweise vom Entweder-Oder nicht. Zeit war Gottes Maß. Sie war weder Glück noch Schicksal des Menschen. Erst als der Mensch die Natur zu beherrschen begann, fing er an, auch Gott die Zeit abzujagen.

Dazu musste allerdings erst einmal die Zeit gemessen werden. Die ersten mechanischen Uhren kamen um 1300 n. Chr. auf und blieben dort, wo der Herr der Zeit war: in der Kirche. Dort wiesen sie vom Kirchturm aus den Menschen die Zeit. Der Blick zur Turmuhr war immer auch ein Blick in den Himmel, zum Herrn der Zeit. Noch immer finden wir in Kirchen Weltuhren. So z. B. in Straßburg oder in Danzig. Auch sieht man immer noch in Kirchen und Kathedralen Standuhren, die aussehen, als würden sie aus einem plüschigen Wohnzimmer stammen.

Vor dieser mechanischen Messung war die Zeit nichts Reales. Der Kirchenlehrer Augustinus (354–430 n. Chr.) sagte: „Die Teile, aus denen sie besteht, sind nicht real: die Vergangenheit ist nicht mehr, die Zukunft ist noch nicht und der gegenwärtige Zustand ist das ‚nun', das jetzt". „Nun" ist jenes Wort, das Vergangenheit und Zukunft verbindet. Ähnlich wie die augustinische Aussage ist auch der Spruch zu verstehen, der auf einer mittelalterlichen Sonnenuhr in Groningen in Holland steht: „Die vergangene Zeit ist nichts – die zukünftige ist unsicher – die gegenwärtige ist unbeständig – sorge dafür, dass du die deinige nicht verlierst".

Die Zeitauffassung im Mittelalter ging von dem Gedanken aus, dass alles Geschehen unwiederholbar ist, also nicht wiederkehrt. Sonst wäre ja die einmalige Erscheinung von Gottes Sohn Jesus Christus auf der Erde und die Erlösung der Menschen in Frage gestellt. Die griechische Bibel unterscheidet bei dem Wort Zeit zwischen „chronos", der messbaren, der gehenden Zeit und „kairos", der jetzt und augenblicklich erfüllten Zeit. Diese erfüllte Zeit „kairos" war nach Karl Barth[114] Gottes Anteil in oder an unserer Zeit.

Der mittelalterliche, lateinische Gelehrte nannte die Zeit „tempus". Sie hat einen Anfang und ein Ende. Und beides begrenzt die menschliche Geschichte. Die Ewigkeit „aeternitas" existiert außerhalb der Zeit und ist ein Attribut Gottes. Das Zeitalter „aevum" besitzt einen Beginn, doch kein Ende.

Über die Zeitmessung

Wir sehen hier schon eine viel umfangreichere Aufgliederung des Zeitbegriffes. Unsere heutige Einteilung in Sekunden, Minuten, Stunden, Tage, Wochen, Monate, Jahre ist völlig mathematisch, linear, einseitig und ohne jeden wertenden Inhalt. Sie ist sozusagen saftlos, blutleer, computergerecht. Den göttlichen Bezug zur Zeit zeigt nur noch die historische Einteilung der Zeit in die Zeit vor und nach Christus. Und das wird immer häufiger in unserer säkularen Welt durch den Begriff „vor oder nach der Zeitenwende" oder „vor und nach der Zeitrechnung" ersetzt.

Aber auch die Zeiten des Tages waren anfänglich von der Natur und von der Kirche bestimmt. Die gewohnte Einteilung in einzelne Tagesabschnitte war für den Menschen, der im Rhythmus mit der Natur lebte, völlig ausreichend. Morgen, Vormittag, Nachmittag, Abend, Nacht, Mitternacht. Damit konnte man leben. Das reichte aus. Es gab kein Bedürfnis nach einer exakten Messung. Diese etwas genauere Einteilung wurde in den Klöstern und Kirchen vorgegeben. In den Stundengebeten der Klöster richtete man sich nach den Naturgegebenheiten: Das Morgengebet, die „laudes matutinae“, wurde beim ersten Tageslicht gefeiert, die „hora prima“ beim Beginn des Sonnenaufgangs. Im Sommer war das also etwa um 6 Uhr. Die „hora tertia“ wurde ungefähr um 9 Uhr gesungen, die „hora sexta“ um 12 Uhr und die „hora nona“ etwa um 15 Uhr. Es war „um die neunte Stunde“, als Jesus am Kreuz starb, so lesen wir in der Bibel. Also nachmittags um 3 Uhr gerechnet von 6 Uhr morgens. Das letzte Stundengebet war dann die „hora vesperalis“ bei Sonnenuntergang, etwa um 18 Uhr.

Die Anordnungen für den Mönch, der zum Stundengebet zu rufen hatte und der keine Uhr besaß, mutet heute wirklich mittelalterlich-mystisch an. So heißt es in einer Anordnung für den Anfang des Monats Januar in einem Kloster bei Orleans im 11. Jahrhundert: „… wenn der helle Stern im Knie des Arktophylax den Zwischenraum zwischen dem ersten und zweiten Schlafsaalfenster erreicht hat und gewissermaßen auf dem Dachfirst liegt, dann gehe und zünde die Lampen an, läute die Glocke und rufe zum Gebet.“ Was die Glocke, die Stimme Gottes dann anzeigte, ist nicht unsere Zeit der Büros und der Geschäfte oder der Eisenbahn. Es ist die Zeit des zeitlosen Gottes. Wenn sie ruft, ruft er. Sie ist der Kompass für den Tag und für das Leben. Aber weil die Stundengebete durch ein Geläut angezeigt wurden, bestimmten sie in bescheidenem Rahmen auch das private und öffentliche Leben in Stadt und Land.

Aber es gab auch Zeitmessungen mit Hilfe von Kerzen-, Sonnen-, Wasser- und Sanduhren. Mit denen wurden allerdings kürzere Abstände des Tages gemessen. So wurden zum Beispiel in eine Kerze einer bestimmten Dicke Nägel an vorher berechneten Stellen eingeschlagen. Brannte man diese Kerze zur Zeitmessung ab, fiel der Nagel auf eine metallene Unterlage und gab ein akustisches Signal. Wasseruhren waren weniger zuverlässig und konnten nur im Sommer benutzt werden, da die Klöster und Kirchen im Winter nicht beheizt wurden. Sonnenuhren waren sehr beliebt. Es gab sogar Taschen-Sonnenuhren. Zuverlässiger, dazu bei Tag und Nacht sowie im Sommer und im Winter einsetzbar, waren Sanduhren. Man nannte sie auch Stundengläser. Kolumbus hatte über tausend Stück an Bord, als er zu den Westindischen Inseln segelte. Mit einer einzigen, die dazu noch einen Sprung im Glas hatte, kam er zurück. So wurde die Zeit nicht nur göttlich, sondern auch recht praktisch eingeteilt.

Wie die Erfindung der Räderuhr das Leben verändert

Die mit einer Feder, Unruhe genannt, und vielen kleinen Rädchen ausgestattete Räderuhr wurde schließlich im 14. Jahrhundert erfunden. Sie wurde schnell zum Sinnbild für die Begriffe Zeit und Genauigkeit. „Schon 1377 verglich der Naturwissenschaftler Nicole Oresme nicht mehr die Uhr mit dem Universum, sondern das Universum mit einer Uhr: „Das Universum sei wie ein horloge, das weder vorgehe, noch nachgehe, noch stehenbleibe und im Sommer wie im Winter bei Tag und bei Nacht seinen Dienst tue“[115]. Welch ein Wandel im Denken.

Die alte Zeitrechnung aber, die Zeiteinteilung nach Zahlen durch die Stundengebete der Klöster, die ich gerade skizziert habe, dienten den Menschen auch dazu, in die göttliche Ordnung hineinzuschauen. In den Zahlen war für mittelalterliche Menschen eine vielfältige Symbolik verborgen. Jede Zahl hatte ihre tiefe Bedeutung. Nehmen wir einmal die Zahl drei. Sie spiegelt die Trinität, aber ist auch in der dreitägigen Höllenfahrt Christi zu finden. Die vier begegnet uns in den Himmelsrichtungen, in den Kardinaltugenden, in den Paradiesflüssen, in den Evangelisten. Die Summe dieser beiden heiligen Zahlen

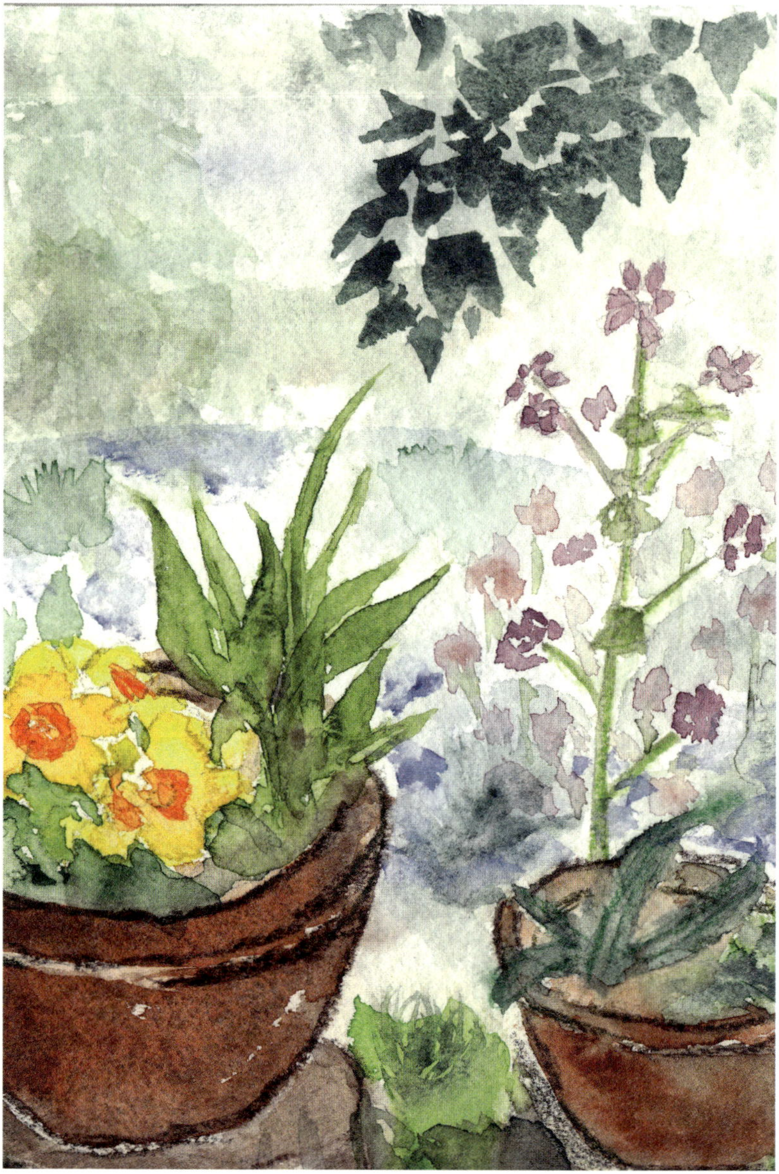

ergibt die heilige Zahl sieben. Es ist die Zahl der Wochentage. So hatte jede Zahl und damit jede Stunde ihre Bedeutung.

Mit dem Aufkommen der Räderuhr nun wird die Zeit entsakralisiert. Es kommt die kalkulierbare Zeit, die tickende Zeit. Es kommt der Wunsch auf, mit dieser Zeit umzugehen. Was jetzt an den Kirchtürmen und Stadttürmen gezeigt wird, ist objektivierte Zeit, für jedermann verfügbare Zeit. Die Zeit hat jetzt ihren Sitz in der Uhr. Dort scheint sie zu entstehen. Von dort aus verschafft sie sich Geltung. Am Anfang dieses Aufsatzes habe ich Augustinus zitiert, der gesagt hat, die Zeit entstehe und wohne in der Seele des Menschen. Welch ein Wandel.

Mit diesem neuen Zeitbegriff und mit der neuen Uhr vor Augen begann der Mensch des ausgehenden Mittelalters jetzt Zeiterfahrung zu sammeln. Es ist ja die Zeiterfahrung, die immer aus Differenzen besteht. Es ist der Wechsel vom Eben zum Jetzt, vom Gestern zum Heute, vom Heute zum Morgen, vom Tag zur Nacht. Es ist aber auch der Wechsel von Arbeit zur Muße, von Sommer zu Winter. Diese ordnenden Differenzen gingen durch eine zunehmende Beherrschung der Natur und durch ein Abwenden von ihren Gesetzen zum großen Teil verloren. Je gleichförmiger der Lauf der Dinge, desto unumschränkter herrscht nun die tickende Zeit. Als die Differenzen in den natürlichen Lebensbedingungen noch weiter verwischt wurden durch die Erfindungen von elektrischem Licht, Zentralheizungen und Maschinen, begann die uneingeschränkte Herrschaft der tickenden Zeit. Der Mensch wurde ohne Alternative an die Zeit seiner Uhr gefesselt und war auf sie angewiesen.

Am Anfang der „Uhr-Zeit“ machte die fehlende Kommunikation zwischen den einzelnen Städten und Nationen die städtische Zeit noch zu einer örtlichen Zeit. Der reitende Bote brauchte für seinen Weg in die Nachbarstadt einen längeren Zeitraum und fand an seinem Ziel eine andere, eine dortige, örtliche Zeit vor. Erst als die Nachrichten- und Transporttechnik zu einem lichtgeschwindigkeitsschnellen Austausch führten, bedurfte es einer Weltzeit. Sie wird heute durch die Schwingungen in der Elektronenhülle von Caesiumatomen mit einer unbeschreiblichen Genauigkeit auf Bruchteile einer Sekunde gemessen.

Ob es sich nun in der ungefähren, ohne exakte Messung ermittelten Zeit gemächlicher gelebt hat als heute? Wie schön, dass ich das nicht erörtern muss. Das Urteil fiele gewiss zwiespältig aus.

Der spätmittelalterliche Mensch hat damals angefangen, enttäuscht und erschrocken wahrzunehmen, dass ihm nun seine eigene Zeit bemessen ist. „Zwischen Geburt und Tod eingezwängt" blieb ihm ein „klägliches bisschen Leben". Heute, in unserer sicheren Gegenwart, können wir uns ein Leben in dieser unsicheren Zeit kaum vorstellen. Die individuell zur Verfügung stehende Zeitspanne schrumpfte damals auf ein paar Lebensjahre zusammen. Und diese waren, bei einer hohen Kindersterblichkeit, noch nicht einmal jedem gewiss. Damals kam es erstmals zum Empfinden der erbärmlichen Kürze des menschlichen Lebens.

Mit dem Aufkommen der Räderuhr wurde die Sanduhr überflüssig. Sie wurde nun als Stundenglas Symbol für die Begrenztheit des menschlichen Lebens. Die Räderuhr verkündete die immerwährende Zeit. Das Stundenglas zeigte deren Anfang und Ende.

Auf einem Holzschnitt von Abrecht Dürer mit dem Titel „Ritter, Tod und Teufel" [116] sind Tod und Teufel als die skandalösen Erzfeinde des Menschen gezeigt. Sie rasen über das Bild. Sie halten das Stundenglas in Händen. Gegen sie muss der Mensch seine Zeit verteidigen. Der Tod und der Teufel haben keine Zeit. Sie sind immer in Eile. Zorn, Rache, Vergeltung haben keine Zeit. Gott hat Zeit. Die Liebe hat Zeit.

Dem mittelalterlichen Menschen war noch der eigene

Anteil an der Welt sicher, auch über seinen Tod hinaus. „Er musste nicht fürchten, etwas zu versäumen. Er würde am Ende aller Tage dabei sein. Sorge bereitete ihm nur die Frage, ob er zu guter Letzt der Verdammnis anheim fiele oder ob er in die ewige Seligkeit eingehe. Aber diese Sorge hatte nichts mit der Dauer seines Erdenlebens zu tun, sondern nur mit der Art seiner Lebensführung.“[117] Diese grundsätzliche mittelalterliche Lebensauffassung mit ihrer Trost spendenden Ewigkeitshoffnung, hatte die Menschen lange begleitet. Und sie hatte über viele Unzulänglichkeiten des Alltags hinweggetröstet.

Aber diese Lebens- und Sterbehoffnung hat nun ebenfalls in der Zeit, in der die Räderuhren erfunden wurden, einen radikalen Wandel erfahren. Um das zu verstehen, müssen wir uns mit der mittelalterlichen Vorstellung vom Sterben und vom Tod befassen, die sich von unserem Bild heute gewaltig unterscheidet.

Vom Sterben, vom Tod und von der Ewigkeitshoffnung

Im ganzen christlichen und auch im islamischen Mittelalter war der Tod ein persönliches Eingreifen Gottes in die Biographie des Menschen. Nicht die Gestalt eines personifizierten Todes stand am Bett des Sterbenden, sondern der Engel und der Teufel rangen um die Seele des sterbenden Menschen. Auf den Bildern dieser Zeit ist dargestellt, wie die Seele aus seinem Mund entwich zum Zeitpunkt seines Sterbens. Und es wurde gezeigt, wer diese Seele aufnahm. War es Abraham, der Urvater? Oder die Engel des dreieinigen Gottes? Oder war die Seele der Verdammnis preisgegeben? Nicht der Arzt war bei dem Sterbenden, sondern der Priester.

Das Sterben war in dieser Zeit in großem Maße Alltäglichkeit. Es war weniger tabuisiert als heute, es war mehr öffentlich. Das Sterben begleitete das Leben. Es war Teil des Erlebens. Zu leben, ohne dauernd an das Sterben erinnert zu werden, war im Mittelalter praktisch unmöglich. Man lebte unter der Herrschaft des Todes.

Heute bemühen wir uns, diese Herrschaft unsichtbar werden zu lassen. Im „Zauberberg“ von Thomas Mann lautet der einzige, im Druck hervorgehobene Satz: „Der Mensch soll um der Güte und Liebe willen dem Tod keine Herrschaft einräumen über seine Gedanken.“

Im Mittelalter jedoch wurde man unentwegt mit dem Sterben konfrontiert und bereitete sich auch ständig auf sein eigenes Ende vor. Friedhöfe und Beinhäuser mit den gesammelten Knochen der Verstorbenen lagen im Zentrum der Dörfer und Städte. Die Gräber lagen neben der Kirche, damit die Verstorbenen den Heiligen der Kirche möglichst nahe sind. Gleichzeitig mahnten die Gräber die Lebenden, die vorbeigingen, ihr eigenes Ende und Sterben zu bedenken. Oft hatten sie zu Hause die „Fleischbretter“ für sich selbst schon lange stehen, aus denen ihr Sarg gezimmert werden sollte, wenn es ans Sterben ging. Die tiefe Glocke wurde geläutet, wenn der Priester zu den Sterbenden ging. „Versehgang“ hieß dieser Besuch, und vier Chorknaben begleiteten mit ihren Laternen den Priester. So ging er zu den Sterbenden, um Fürbitte zu halten und Sakramente auszuteilen. Ein Arzt war nicht bei den Sterbenden. Ärztlicher Beistand beim Tod war bis ins 19. Jahrhundert ungebräuchlich. Ein Kampf des Arztes gegen das Sterben war undenkbar. Die Glocke rief aber nicht nur den Priester, sondern auch die Bevölkerung. Und zahlreiche Mitbewohner schlossen sich der Prozession an und lernten so ein „Schauen des Sterbens“.

In meinem Vortrag „Über den Sinn des Leidens“ habe ich einige überlieferte Mechanismen zur Sterbens-Bewältigung genannt, die sich bis heute erhalten haben. Im Mittelalter gab es zahlreiche solche Bräuche. Die Teilnahme am Tod des anderen war alltäglich geübt und half beim „Sehen des Todes“. Die

Kunst zu Sterben, die ars moriendi, wurde dieses Lernen genannt.

Der Tod und das Erlangen des Seelenheils waren unmittelbar miteinander verbunden. Fürbitte und Gedenken halfen dabei. Mittler dazu waren Heilige, Verwandte, Ordensleute, Priester, Bruderschaften und dafür bestellte Arme. Als Ersatz für das erbärmliche Leben und als Belohnung für eine gute Lebensführung wurde den Menschen das nach dem Tod kommende Paradies in vielen Farben geschildert. Ein Leben ohne alle Leiden wurde versprochen. So etwa in diesem Gedicht:

Hinke heran mit Deinen Krücken
Dein Leben wird Dir nicht gelücken.
Dich behandeln die Lebenden nicht gut,
Der Tod Dir besondere Genade tut.

Für die Nicht-Armen, besonders für die wirklich Reichen war die Situation natürlich anders. Den Vers im Matthäus-Evangelium kannte jeder: „Es ist leichter, dass ein Kamel durch ein Nadelöhr gehe, als dass ein Reicher ins Reich Gottes komme." Dieses Wort Jesu waren allen Vermögenden eine ständige Warnung und zeigte ihnen täglich die Nutzlosigkeit und Verderblichkeit ihres Tuns. Was blieb da zu tun? Mit Stiftungen für Arme, mit Stiftungen von Altären und Kirchenfenstern, Kirchenausstattungen, ja von ganzen Kirchengebäuden, mit Stiftungen für Klöster und Bettelorden und mit dem Finanzieren von Messen versuchte man das Seelenheil käuflich zu erwerben. Das nahm fürchterliche Formen an. Wohlhabende Leute bestellten schon zu Lebzeiten in einem Kloster 1000 Seelenmessen für die Zeit nach ihrem Ableben und bezahlten dafür reichlich. Aber sie lähmten auf diese Weise auch das geistige Leben eines Klosters für Jahre, bis die Mönche dort diese vielen Messen abgesungen hatten.

Das Kaufen der Seligkeit erscheint uns jetzt so materiell bestimmt. Dem mittelalterlichen Menschen aber waren Materielles und Geistiges nicht so getrennt, wie uns heute. Sie ergänzten sich sogar. Beim Beschauen eines gestifteten Altars wurde den Sterblichen ständig eine Mahnung an die eigene Vergänglichkeit vor Augen geführt. Gleichzeitig war es auch eine Aufforderung, Gebete zum Gedächtnis des Stifters nicht zu vergessen. Zudem galt es, dem Stifter im Leben nachzueifern. Im Inhalt der Tafelbilder erkannte der Betrachter den guten, erstrebenswerten, für ihn selbst aber völlig unerreichbaren, tadellosen Lebenswandel der Heiligen, die oft ihr Leben ohne Leiden in Gott beenden konnten.

Im Alltagsleben jedoch erwartete den Betrachter etwas ganz anderes: Brutalität der Mörder und Folternden, unzählige Leiden und Seuchen, Krankheiten, erbärmliche Missstände und Nöte bestimmten den Alltag. Ständig waren die Menschen den Mächten des Lebens ausgesetzt. Jeder Sonnenuntergang brachte die Androhung der finsteren Nacht. Jede Wegekreuzung barg die Möglichkeit einer Fehlentscheidung mit unendlich mühseligen Umwegen oder Verirren. Jeder Handel war bedroht von der Gefahr einer Übervorteilung. Jedes Verlassen der Stadtmauer brachte die Konfrontation mit Wetter, Pack und Gesindel oder wildem Getier. Das Leben verbot die Fröhlichkeit zwar nicht. Aber es zeigte jeden Tag neue Leiden auf, die diese Lebensfreude zu unterdrücken vermochten.

Der mittelalterliche Mensch, der in der Nachfolge Jesu Christi zu leben versuchte, nahm wie selbstverständlich alle diese Leiden auf sich. Leben ist ja Mühe und Arbeit und nicht das reine Vergnügen. Die absolute, vom Schöpfergott dem Menschen zugeteilte Wirklichkeit ließ die alltäglichen Interessen und Wünsche dieses Menschen kleinlich und nichtig erscheinen. Die Tröstung für ein besseres, künftiges Leben ist noch groß und mächtig.

Der Alltag war hart. Die Gesichter mittelalterlicher Menschen verraten ein frühes Altern. Die fortwährenden Belastungen haben tiefe Lebensfurchen eingegraben. Die Lebenserwartung war kurz. Im Jahr 1195 korrigierte Papst Innozenz III. den viel zitierten 90. Psalm der Bibel. Hieß es in der ursprünglichen Übersetzung noch: „Unser Leben währet 70 Jahre und wenn's hochkommt sind es 80 Jahre", so ließ der Papst den Text verändern in: „Wenige erreichen jetzt 60, ganz wenige 70 Jahre." Er selbst starb mit 56 Jahren.

Die Pest von 1348. Der personifizierte Tod und der Verlust der Ewigkeitshoffnung

Ich möchte nun berichten, wie eine Seuche Einfluss nahm auf dieses Denken und Fühlen. Die große Wende in all dem Empfinden und Handeln, das ich gerade beschrieben habe, kam im Jahre 1348. Wie mit einem Glockenschlag änderte sich plötzlich die Einstellung der Menschen zum Leben und Sterben, änderte sich das Verhältnis des Menschen zu Zeit und Tod und Ewigkeit. Es war das Schicksalsjahr der Schwarzen Pest, die über Mitteleuropa hinwegfuhr, die diese Art von „historischem Urknall" im Lebensempfinden der Menschen hervorrief. Die Pest, oder der „schwarze Tod", das „große Sterben" hatte Europa in den Griff genommen. Woher die Krankheit auch immer kam, ob sie durch die Kreuzzüge eingeschleppt wurde, spielt jetzt hier keine wesentliche Rolle. Darüber gibt es viele Vermutungen, aber keine klaren Beweise. Nebenbei gesagt erscheint die Idee der Einschleppung durch die Kreuzzüge, die vielfach geäußert wird, wenig wahrscheinlich, da Araber kaum an der Pest erkrankt waren.

Die Seuche raste über das Land hinweg und raffte mit unvorstellbarer Härte die Menschheit hinweg. Die Sterblichkeit war entsetzlich hoch. Florenz, als eine der größten Städte des Mittelalters, verlor 50000 seiner 90000 Einwohner. In Köln und Mainz starben täglich je 100 Menschen. In Elbing waren es insgesamt 13000. An der Universität zu Oxford starben

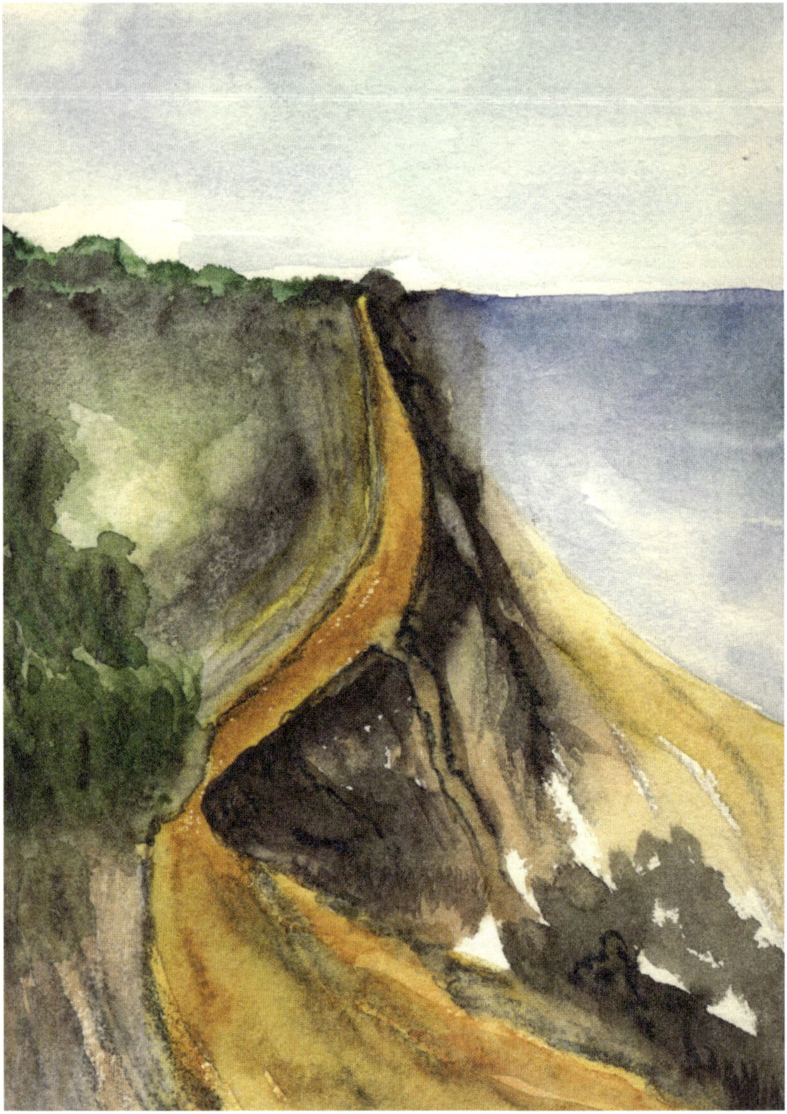

zwei Drittel aller Studenten. In Europa waren wahrscheinlich mehr als 25 Millionen Tote zu beklagen, fast ein Drittel der damaligen Bevölkerung.

Von Boccacio[118] stammt die wohl beste Beschreibung der Pest. Er berichtet auch über das Sterben und die Beerdigungsriten. So wurden nur noch wenige der an der Pest Gestorbenen von Nachbarn zur Kirche gebracht. Sie wurden nicht mehr von angesehenen Bürgern auf den Schultern zu Grabe getragen wie in friedlichen Zeiten üblich, sondern von Totenknechten zu Hause abgeholt, die man aus der Unterschicht des Volkes für Geld gedungen hatte. Diese brachten die verstorbenen zur nächstbesten Kirche, nicht immer aber zu der Kirche, der sie zugehörten. Ohne lange Zeremonien legten die Pestknechte den Toten in irgendein leeres Grab, selten nur noch im Beisein eines Priesters. Später gab es nicht einmal für jeden ein eigenes Grab und kaum noch geistlichen Beistand.

Nicht in fernen Ländern, nicht in Kriegen, nicht in Lagern, nicht hinter Stacheldraht wütete das Sterben, sondern mitten unter den Menschen im eigenen Land. Die Bauern und die Kaufleute, die Geistlichen und die Tagediebe, die Ratsherren und die Frommen – alle wurden „gleichgemacht“. Der Tod ist, wie Notker[119] in seinem „memento mori“ sagt, der „große Gleichmacher“, der „ebenaere“. „Ir sulent al ersterben“ sagt er. Die Not des Todes erreicht „der armen und den richen“. „Nun gedenke aber Mensch Deines Todes“, sagt Heinrich von Melk[120].

Hier und jetzt bekommt der Tod eine Gestalt und ein neues, eigenes Gesicht. Der Sensenmann ist erschienen, der Gevatter Tod, der personifizierte Tod mit seinem grinsenden Totenschädel. Bei uns in Friesland heißt er „der ole Knecht“ oder „Hein“. Ein ganzes Ensemble von Haltungen und Ritualen hatte sein Erscheinen über Jahrhunderte gezähmt. Jetzt kommt er mächtig, wild und schrecklich. Nur in seiner Vernichtungswut erscheint er berechenbar.

Sein Wesen hat sich gewandelt. War der Tod bisher leise, nah und vertraut, kaum spürbar, und ließ er noch Zeit zum Hinscheiden und zur Vorbereitung für den Seelenfrieden, so versagten jetzt angesichts dieses gewaltigen Massensterbens alle Gewohnheiten und Rituale. Wünschte der mittelalterliche Mensch ein langsames Ende, um sich auf das zwar furchtbare, aber doch wohl oder übel erwartete, unwillig hingenommene Ende vorzubereiten, kommt nun der plötzliche Tod. Und er kommt minutenschnell, hässlich, und gemein, fremdartig, schrecklich und angsteinflößend. In Bilderserien tanzt der Tod mit Papst und Kaiser, mit Bäcker und Bettler, mit Jüngling und Doktor. Dieser „Totentanz", berühmt ist er an einer Kapellenwand in Basel, findet sich in vielen Darstellungen und Techniken. So ist zum Beispiel auch in der St. Petri Kirche in Wolgast eine Darstellung auf mehreren Tafeln aus dem Jahre 1700. Auch der große Holzschneider von der Alb, HAP Grieshaber[121] hat ihn gestaltet. Sein Bild, auf dem der Tod dem Doktor das Stethoskop aus der Hand nimmt, hängt in einem Sprechzimmer meiner Praxis. Soviel ehrliche Nähe zum „olen Knecht" mag einige meiner Patienten und erst recht meiner Kollegen verwundern.

Der todgeweihte Pestkranke stirbt einsam. Er wird gemieden, wie man eben die Pest meidet, sprichwörtlich bis heute. Alle diejenigen, die sich dem Pestkranken nähern, besprengt man mit Essig und Parfüm und setzt ihnen Masken auf. Der Priester reicht, wenn er überhaupt kommt, das Abendmahl mit einem Silberlöffel, der an einen meterlangen Stock gebunden ist. Die Pest hat ihre eigene Liturgie.

Welche Folgen für des Denken und Fühlen der Menschen bis zum heutigen Tag hatten nun diese umwälzenden Veränderungen und die aus ihnen folgenden Neuorientierungen?

Zunächst einmal wurde deutlich, dass die Pest jahrhundertelang tradierte Vorstellungen vom Sterben, von der Notwendigkeit einer verdienstvollen Lebensführung und von der Gnade der Erlösung durch einen gnädigen Tod zunichte machte. Die Pest zerstörte Ideale, sie nahm Hoffnungen. Die Pest zerbrach Gemeinschaften, sie machte einsam, sie schuf Einzelwesen, Individuen. Aber es sind Individuen, denen keine Einzigartigkeit verliehen worden ist. Im Gegenteil: Gestorben wurde zwar einsam, aber anonym, ohne Ansehen der Person.

Die Pest machte es schwer mit aller Ewigkeitshoffnung. Der Tod war nun nicht mehr Hinscheiden und Übergang von diesem zu einem künftigen Leben, sondern Ende und Verfall. Er löste Grauen aus, Abscheu, Ekel. Dem Tod kam „der Charakter eines Ereignisses abhanden", so Marianne Gronemeyer in ihrem eingangs erwähnten Buch, an das ich mich hier auch halte. Der Tod wurde zum Widersacher, zum ärgsten Feind Gottes, aber mehr noch, er wurde zum ärgsten Feind der Menschen. Er nahm Gestalt an und wurde zum großen, personalen Gegenspieler. Das schränkte natürlich auch Gottes Macht ein. Der Tod war ab sofort fähig, aus eigener Initiative heraus zu handeln. Er wurde zur „anonymen, aber omnipräsenten ekligen Figur".

Beides, die Abstraktheit des Todes und die Unvorhersehbarkeit göttlicher Wege, führte im ausgehenden Mittelalter zu einer Verwissenschaftlichung bisher empfundener und geglaubter Prinzipien. Der Tod war nicht mehr der Sold der Sünde, sondern ein naturwissenschaftlich notwendiges Ereignis. Es kam jedenfalls, so sagt Marianne Gronemeyer, „die düstere Ahnung auf, dass er (der Tod, J. H.) endgültiges Ende ist, eine Ahnung, deren Unerträglichkeit man noch lange durch eine immer zaghafter und kleinlauter werdende Jenseitshoffnung zu mildern trachtete." Dieser im Pestinferno entstandene Tod war es, der das Lebensgefühl der Menschen bis in die moderne Zeit hinein geprägt hat. Die ungeheuren Anstrengungen der Weltverbesserung, die heute in allen Teilen der Wissenschaften mit fraglichem Erfolg durchgeführt werden, sind eine Kampfansage an diesen Tod.

Dieser naturwissenschaftliche Tod, der einem ehernen Gesetz gehorcht, das die Medizin, die Physik und die Chemie noch weiter entschlüsseln wird, ist nunmehr weder Verhängnis noch Skandal. Nichts rüttelt an seiner Macht, weder Empörung noch Rebellion, weder Kampf, noch stille Ergebenheit. Aber ein neues Denken hat er gebracht: den Begriff der Vergänglichkeit. Und mit dieser Vergänglichkeit kommt die Entdeckung der Lebensspanne, die es zu nutzen gilt, um ein möglichst umfangreiches, höchst diesseitiges Leben mit Genuss voll auszuschöpfen. „Die fatale Kürze des menschlichen Lebens“, oder „Das Leben als letzte Gelegenheit“. So hat es Marianne Gronemeyer formuliert.

Nun galt es also am Ende des Mittelalters und beim Beginn der Neuzeit mit diesem neuen Denken fertig zu werden und zu leben. Und es galt, nicht nur das eigene Leben, sondern auch die Welt darauf einzurichten und anzupassen. Immer mehr wurden die Menschen angetrieben von diesem neuen Lebensgefühl, es sei bald alles zu Ende. Wenn dieses Leben jetzt die einzige Gelegenheit ist zum Denken, Fühlen und Wollen, dann steigert sich die Verlustangst bis ins Unerträgliche. Dem Menschen wird plötzlich die Kluft deutlich zwischen den unendlichen Möglichkeiten, die die Welt da draußen für ihn bereit hält und der kläglichen Zeit, die ihm zur Verfügung steht, das alles auszuschöpfen. Die Lebenshetze hat begonnen. Neben den Tod tritt, ich hatte es schon gesagt, ein beinahe noch ärgerer Widersacher des Lebens: Die Angst, etwas zu versäumen, „das Leben“ zu verpassen. So gerät der Mensch in Panik. Mit der Räderuhr in der Hand, die er sich gerade zu dieser Zeit erschaffen hatte, mit dem Sensenmann im Rücken, beginnt er durch das Leben zu rasen, mit immer neuer Beschleunigung und tödlicher Eile.

Über den Ablauf der Zeit, über die Eile und die Beschleunigung

Von immer mehr Weltdingen wird die Begehrlichkeit des nachmittelalterlichen Menschen angestachelt. Immer mehr Möglichkeiten sind in die Reichweite seines Zugriffes gerückt, und immer ungünstiger gestaltet sich die Bilanz zwischen ergriffenen und versäumten Gelegenheiten. Und so erkennt der auf Hochtouren gebrachte Zeitgenosse, dass die Welt nicht mehr zu bewältigen ist. Er versucht durch immer weitere Erhöhung seines Lebenstempos die Weltausbeute zu vergrößern und sein Lebenskapital aufzustocken. Sein Ziel ist es, wenn er alles gesehen, durchlebt und genossen hat, alt, beruhigt und weltsatt zu sterben. Und so taumelt er vom Wunsch zur Erfüllung und zurück wieder zum Wunsch. Kaum jemand hat das so treffend ausgedrückt wie Goethe im „Faust“: „Von Begierde zu Genuss und wieder von Genuss zu Begierde“.

Das Leben wird ein zu absolvierendes Pensum. Es ist ein völlig neues Lebensgefühl, geboren am Ende dieser Zeit, die ich gerade zu skizzieren versucht habe.

Man ahnt, was passieren musste, um dieses neue Lebensgefühl zu optimieren: Die Beschleunigung musste her. Die Zunahme der Geschwindigkeit in der Zeiteinheit zum rascheren Überwinden von Entfernungen. ICE und Jumbojet mussten erfunden werden, damit wir immer mehr hineinpacken können in dieses Leben. Und das Leben musste verlängert werden. Die Medizin war gefragt. Dazu musste erst die Naturwissenschaft die Herrschaft über die Geisteswissenschaften gewinnen und ihren Führungsanspruch geltend machen. Es ging ja um die Nachbesserung einer unvollkommenen Schöpfung! Um die „zu machende“ Natur. Um die Inszenierung von allem Menschenmöglichen. Erst wenn der Mensch sich, so Descartes[122], „zum Herrn und Meister der Natur“ aufschwingt, „wenn er nur die Wirkweisen der Naturkräfte präzise genug durchschaute, muss der Knochenmann, der mit dem Stundenglas herumfuchtelt, abdanken. Vom furchterregenden Widersacher ist er zur komischen Figur abgestiegen und gehört der unaufgeklärten Vergangenheit an.“[123] Die Sanduhr ist zum bloßen Symbol degradiert, die Räderuhr treibt an und wird zur Metapher für alles Funktionieren. Der Tod aber ist ins Unterbewusstsein verdrängt und tabuisiert. Er bedrängt uns jetzt innerlich, in unserem Fühlen und Empfinden. Da wir ihn nicht mehr sehen, können wir ihm auch nicht mehr begegnen und uns mit ihm auseinandersetzen. Deshalb wird es heute nötig, uns immer wieder an ihn und unser Lebensende zu erinnern.

Wenn ich an zwei verschiedenen Punkten zugegen sein will, brauche ich Geschwindigkeit, um von dem einen Punkt zum anderen zu kommen. Wie ärgerlich ist doch die zeitraubende Entfernung zweier Punkte. Wie wäre es denn, wenn ich den Zwischenraum weiter verkürzen oder sogar aufheben könnte? Wenn ich mit meiner Raserei die beiden Punkte kongruent übereinander legen könnte? Wenn ich alles ungeheuer verdichten und immer sofort unverzüglich zur Sache kommen könnte. Wenn ich, das werden Sie sogleich verstehen, immer nur im Konzentrat leben könnte? Wenn ich die Welt eingedickt hätte, in einer Art Extrakt als „Kraftnahrung für den Welthunger“[124]? Wenn ich mich mit allen Weltbürgern nur noch in einer kompromisslosen, rasend schnellen Gradlinigkeit bewege, auf leitplankenbewehrten Autobahnen und durch Röhren, die unter große Wasserflächen gelegt sind?

Der ICE fährt von München nach Hamburg sechs Stunden. Und so nennen wir auch den Abstand der beiden Städte. Der räumliche Abstand wird durch den zeitlichen abgelöst. Kaum einer spricht noch von 800 Kilometern zwischen den beiden Metropolen.

Muss der durch Zeit, Welt und Leben jagende Mensch auch evolutionär umgeformt werden „so aerodynamisch und elegant sein, wie seine Transportmittel“? Das bringt aber Probleme mit sich. Die Evolution lässt sich nicht auf unser heutiges Tempo beschleunigen.

Was ist nun mit den Zielen, die wir durch die immer größeren Geschwindigkeiten erreichen können? Von einem Spitzenereignis wird zum anderen gerast. Durch Wegfall der Wege werden die Ziele oft zu Nichtigkeiten, die kaum noch der Rede wert sind. „Den reisenden Sesselhocker können beim Eintreffen am angegebenen Ort keine großen Gefühle der Erleichterung überkommen: Er hat keine Abenteuer bestanden, konnte sich nicht verirren, hat kein Übermaß an fremden Eindrücken verdaut, wurde nicht durchgeschüttelt, war nicht von Wind und Wetter gebeutelt und hatte auch sonst keine Strapazen, Unannehmlichkeiten und Gefahren auf sich nehmen müssen. Und in der Regel kommt er auf die Minute pünktlich an. Kaum ein Grund also, die Ankunft überhaupt zu bemerken. Zur Erregung gibt die Ankunft so wenig Anlass wie zur Erleichterung. Sie wurde ja nicht gespannt erwartet, wiewohl der Ankömmling in der Regel ziemlich genau weiß, was ihn am Ende der Reise erwartet. Der Lohn für die gigantische Beschleunigung ist denkbar mager: eine unbemerkte Ankunft, ein Nichtziel, ein Eintreffen als Routineangelegenheit.“[125]

Vielleicht ändert ja der Autobahn-Stau, den einige von uns angeblich schon süchtig lieben sollen, etwas an diesem Denken. Vielleicht gibt uns das Stauerlebnis das alte Abenteuergefühl beim Reisen zurück. Falls Franz Alt recht behält mit seinen geordneten Verkehrswelten, die er uns hier voranköndigte[126], führt ein entspannter öffentlicher Nahverkehr mit Sauna im ICE demnächst zu einer ganz anderen Reiseerfahrung.

Mit einem völlig neuen und zeitgeistigen Vehikel können wir die Zeit zwischen Abfahrt und Ankunft nunmehr ganz streichen. Es ist das Reisen auf audiovisuellen Schienen. „Die Eroberung des Raumes“, so Virilio[127], wird abgelöst durch „die Eroberung der Bilder des Raumes“. Für die Weitereroberung

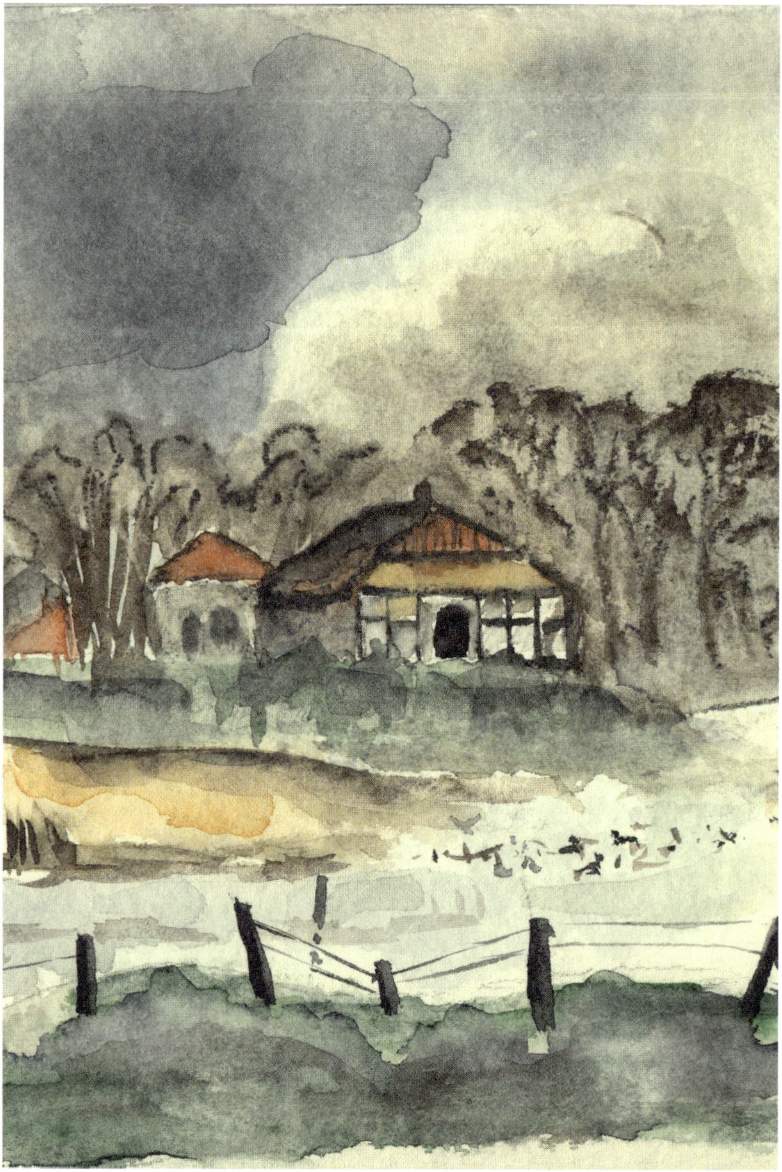

braucht es dann keine Abenteuerlust mehr, sondern nur noch Sitzfleisch. Die Differenz zwischen Hier und Dort, Nähe und Ferne, Drinnen und Draußen ist dann absolut nivelliert. Der Reisende ohne Reise, der Passagier ohne Passage ist dann komplett entwirklicht.

Über die Verlängerung und Aufbesserung des menschlichen Lebens durch die moderne Medizin ist viel gesagt worden in der letzten Zeit. Im Zusammenhang mit den Gedanken über Zeit, Tod, Pest, Beschleunigung kann es nur einen Auftrag für die Medizin geben, nämlich das Leben unter allen Umständen zu verlängern. An diese fatale Kürze ein Stückchen Leben anzuflicken. Wie das gelingt, daran wird der Standard der Medizin gemessen. Was noch herausgewrungen werden kann aus diesem Leben an Jahren, Monaten, Tagen oder Stunden, das wird auch gemacht. Der Griff nach den Sternen in der Medizin ist die Herrschaft über das Leben und über den Tod. Lebensverlängerung hatte (und hat?) größere Bedeutung als Lebenserleichterung. Das Leben in die Länge zu strecken, aus ihm einen immerwährenden schönen, genussvollen, langen Sonntag zu machen, das ist der Wunsch. Lebensgefühl nicht nur x-large sondern xx-large.

Das Material zu diesem Leben ist die unbegrenzte Gesundheit und die sofortige Reparatur aller Störungen. Die verlangen wir heute von den Ärzten. Und dann nach einem satten, langen Leben wünschen wir uns einen raschen schmerzlosen Tod. Diese erstrebenswerte Kombination: Langes, sattes Leben nach heutigem Standard und rascher Tod wie im Mittelalter bei der Pest, das wäre das Optimum alles Wünschenswerten.

Aber die Zivilisationskrankheiten und die Seuchen unserer Tage wie auch Krebs und AIDS führen ja nicht zu diesem raschen Tod. Der Sensenmann markiert ja sein Opfer erst. Zum Beispiel zeigt er dem Krebskranken den ersten Knoten, der wächst. Oder dem AIDS-Kranken zeigt er den ersten positiven

HIV-Test. Dann geht er zunächst weiter zum nächsten Opfer, zum nächsten Todeskandidaten. Er „vergisst" sozusagen den ersten und kommt später wieder. Und er kommt sicher, zuverlässig. Vielleicht morgen, in der nächsten Woche, in einem halben Jahr oder in einem halben Jahrzehnt kommt er zurück, um sich sein Opfer zu holen. In der Zwischenzeit aber war der Kranke gezeichnet. Die Kerbe im Holz, das Symptom des Todes war nicht mehr gewichen. Es fraß sich immer tiefer ein. Heute zermürbt der Tod seine Opfer lange, bevor er sie endlich „von schweren Leiden erlöst", das sie „mit großer Geduld getragen haben", wie dann in der Zeitung steht.

Das Wissen um diesen Tod, um dieses Ende war in den letzten Jahrhunderten aber nicht nur Schicksal. Es war auch Motor, Antrieb und Handeln. Wir haben es eben bei den Naturwissenschaften und der Medizin gesehen. Der Schweizer Dichter Friedrich Dürrenmatt[128] hat das sehr treffend geschildert:

„Ich kann vom Menschen etwas nicht loslösen: Das ist der Tod. Ich behaupte, dass die erste wissenschaftliche Entdeckung des Menschen jene war, dass er sterblich ist. Der Mensch steht seither unter einem Schock, der ihn zur Metaphysik zwang, der ihn zu allen möglichen Listen zwang. Durch die Erkenntnis seiner Sterblichkeit wird in ihm der Wunsch wach, seiner Sterblichkeit zu entfliehen, und er wird kreativ, ein Gott: ein Schöpfer oder ein Zerstörer. Das Dilemma des Menschen besteht darin, dass er zwar weiß, dass er sterblich ist, aber so lebt, als wäre er unsterblich. Er lebt darauf los. In ihm ist die evolutionäre Krise, in der er heute lebt, vorprogrammiert, eine Krise, von der ich nicht weiß, wie er herauskommt."

Das ist es. Und keine Lösung ist zu erkennen. Viele Mitmenschen leben so darauf los. In unbeschreiblicher Eile, mit ungeheurer Geschwindigkeit, mit zunehmender Beschleunigung, ziemlich ziellos, planlos, ohne Verantwortung für sich selbst und für ihre Mitmenschen zu tragen. Zerstreuung ist heute angesagt. Und sie ist das Gegenteil von Sammlung, die oft doch Not täte. Das tiefe Erkennen von einigen wenigen Dingen, die für uns wertvoll wären, haben wir gegen das oberflächliche zur Kenntnis nehmen, von vielen Dingen eingetauscht, deren Wert für uns fraglich ist. Sten Nadolny[129] hat uns alle zur Entschleunigung aufgefordert.

Viele unserer Mitmenschen haben noch nicht einmal verstanden, dass die Kombination von erfülltem, sattem Leben und einem erträglichen Tod nur dann gelingen kann, wenn wir durch Eigenleistung in der Lebensführung den Ausbruch von Zivilisationskrankheiten und chronischen Leiden zu verhindern versuchen. In dieser Aufforderung zur Prophylaxe und in einer neutralen und beständigen Information zu diesem Thema liegt ja die Aufgabe der Gesellschaft für Gesundheitsberatung (GGB).

Was sind die Konsequenzen?

Zunächst einmal müssen wir uns fragen, wie wir unseren Kampf gegen die fatale Kürze unseres Lebens führen und gegen die Zeit mit ihrer scheinbaren Knappheit und gegen die rasende Beschleunigung. Was tun wir in diesem Kampf mit unserer ungestillten Sehnsucht nach dem erfüllten Leben? Wir müssen versuchen, das ehrlich zu beantworten.

Zusätzlich ist unser unablässiger Kampf gegen die Zeit aber auch ein immerwährender Kampf gegen unser ganz persönliches Unvermögen und Versagen, was zum Beispiel unsere Vorsätze und Ziele, aber auch unsere Lebensplanung angeht. Wie verhalten wir uns auf unserem Lebensweg, wenn wir nach dem Sinn unseres Lebens gefragt werden? Die Suche nach dem Sinn ist immer wieder ein dankbares Thema für die Medien. Es ist dem Nachrichtenmagazin Der Spiegel häufig dann für eine Titelgeschichte gut, wenn die Jahreszeit feierlich zu werden droht: Ostern oder Weihnachten.

Im Erfüllen des Sinns im Leben scheinen wir aber das Werkzeug zu sein und nicht der Werkmeister. Streitet denn das Werkzeug über seinen Sinn?

Wir können lernen, die Gesetze der Natur zu entdecken, sie anzunehmen und sie für unser Leben anzuerkennen. Wir können versuchen, in uns hineinzudenken in unseren Lebensablauf, in unsere Fähigkeiten, in unsere ganze Biographie. Und dann versuchen zu spüren, was für uns vorgesehen ist, wie unser Lebensplan aussehen könnte und was unsere Wünsche sind. Und dieses Leben sollten wir versuchen uns zu nehmen, es zu gestalten. In aller Achtsamkeit und Behutsamkeit, aber mit Konsequenz und auch mit Opfern. Das wegzulassen, was uns behindert auf diesem guten Weg und was vermeidbar ist. Und das aufzubauen, was uns weiterbringt und uns im Lebensplan wohl zugedacht ist.

Wenn wir unsere Lebensgeschwindigkeit mit dem fatalen Hetzen durch das Leben drosseln wollen, heißt das ja nicht automatisch, dass wir unser Arbeitsprogramm und das Arbeitstempo reduzieren müssen. Ich glaube nur, dass wir unseren Alltag „entkrauten" und ordnen sollten. Wenn schon, wie manche glauben, die „schöne neue Welt" des Herrn Aldous Huxley[130] entstanden ist, so müssen wir versuchen, in ihr zu leben. Aber aktiv und mit größter Aufmerksamkeit. Die Welt hat sich ja wirklich fast zu dem entwickelt, was Huxley prophezeit hat. Aber es sieht so aus, als hätten wir uns nicht entsprechend mitentwickelt, um mit dieser Welt umzugehen und in ihr zu leben. Hilft die „Entdeckung der Langsamkeit" des Sten Nadolny? Wie ist das alles zu bewerkstelligen? Es ist so viel, so komplex und so verwoben, was uns umgibt und wir sind so tief darin verwickelt.

Wir müssen Lösungen finden zu einem vernünftigen Miteinander von Unruhe und Ruhe. Mut zur Muße hatte ich Ihnen schon einmal gewünscht[131]. Muße ist schöpferisch und hat etwas mit mir selbst zu tun, mit meinem eigenen Ich und mit

Sammlung. Sammlung ist das Gegenteil von Zerstreuung. Und das ist es, was uns heute viele Menschen verkaufen wollen. Nicht nur die Medien und die Animateure der Reisegesellschaften, sondern auch noch viele andere. Zum Beispiel möchte die gesamte Freizeitbranche, dass wir uns zerstreuen. In Gesprächen mit diesen „Zerstreuungshändlern" können wir dann erfahren, was diesen Markt so beflügelt: Die Menschen scheuen die Sammlung! Sammlung erfordert den Blick in das eigene Ich, den Blick in sich selbst hinein, das Bedenken der eigenen Situation. Dieser Blick muss für viele Mitmenschen so fürchterlich sein, dass sie sich bereitwillig zerstreuen lassen und den entsprechenden, umfangreichen Angeboten hinterherlaufen.

Es heißt, dass diese Zerstreuung und die Sucht danach typische Erscheinungen für unsere Zeit seien. Vielleicht stimmt das. Dann hätte ich Recht mit meinem kleinen Vergleich: Denken Sie mal bitte an die Baustile und den dazugehörigen Zeitgeist. In der Zeit, in der man das Himmlische Jerusalem schon auf Erden zeigen wollte, baute man behäbige, dickwandige, runde, erdverbundene Bauten. Es war der romanische Baustil. Symmetrisch gebaut, ruhend, auf festem Grund. Die unruhige Zeit mit dem Streben ins Ätherische, ins Himmlische, brachte uns den Baustil der Gotik mit ihren Spitzbögen und himmelwärts weisenden Formen. Die verschwenderische Fülle des Irdischen, das Schwelgen im Genuss aller weltlichen Dinge zeigte uns der Barock. Und die heutige Zeit der Zerstreuung? Den jetzigen Baustil nennt unsere Familie „die neue Putzigkeit". Ich glaube es war Der Spiegel, der dieses Wort geprägt hat. Hier ein Türmchen, dort ein Erkerchen, hier ein Dächlein, dort ein Säulchen. So verstreuen die Architekten im Moment die Bauelemente über ein Gebäude und entreißen es völlig jeglicher ordnenden, symmetrischen, beruhigenden Architektur. Ist das nicht symbolisch?

Dabei tut das Gegenteil von Zerstreuung not, nämlich

Sammlung und Muße. Ich meine damit nicht Müßiggang, das ist etwas anderes als Muße. Müßiggänger, das sind Menschen die unentwegt im Gange sind und nichts Vernünftiges kommt dabei heraus. Es macht mich rasend, denen zuzuschauen. Da verplempern diese Müßiggänger ihre Zeit und tun allerlei Unsinniges, das sie davon abhält, das zu tun, was wirklich getan werden müsste.

Was ist nun wirklich zu tun? Das Leben im Heute ist anzunehmen! Wir sollten unser Leben „ver-täglichen". Alle Tage sollten wir „ver-all-täglichen". Wir leben im Heute und wir leben nur im Heute. Heute ist Präsens, ist Begegnung. Das Heute hat den Charakter der Überschaubarkeit. Manches, was uns bedrückt, ist gemildert, wenn wir uns durch Vergangenes und Zukünftiges nicht den Blick verstellen lassen, sondern im Heute leben. Heute fängt das Leben an. Fängt es wieder an. Täglich ist Neuanfang. Jonathan Swift[132] hat einmal gesagt: „Die meisten Menschen bereiten sich unentwegt vor, demnächst zu leben." Zum eigentlichen Leben kommen sie erst gar nicht, weil sie nicht bemerkt haben, dass das Leben heute stattfindet. Gestern war Heute und morgen wird hoffentlich auch wieder Heute sein. Zwar ist mein Terminkalender voll, zwar macht mir manches Angst. Aber heute lebe ich. Heute habe ich eine kleine Kraft oder sogar eine größere oder eine große Kraft und damit kann ich manches schaffen und bewusst leben.

Größere Pläne haben auch größere Schatten. Wer damit Probleme hat, versuche es doch einmal mit dem Veralltäglichen.

Kraft dazu schöpfen wir aus der Erinnerung. Sie ist sehr wichtig. Wer einmal, wie ich, Patienten kennen gelernt hat, denen die Erinnerung durch eine Krankheit abhanden gekommen ist, der weiß, wie schlimm das ist. Ein Mensch ohne Erinnerung ist ein völlig hilfloses, bedauernswertes Wesen. In der Literatur und im Film sind diese erbärmlichen Menschen oft genug dargestellt worden, manchmal auch sehr reißerisch. Ein grauenvoller Zustand. Nutzen wir die Erinnerung. Sie ist, wie ich vorhin von Augustinus zitiert habe, „die Gegenwart des Vergangenen". Augustinus wandte sich ja gegen die drei Zeitbegriffe Vergangenheit, Gegenwart und Zukunft und sagte, es gebe eigentlich nur eine Zeit, nämlich die Gegenwart. Eine Gegenwart von Vergangenem, eine Gegenwart von Gegenwärtigem und eine Gegenwart von Zukünftigem. Die Gegenwart von Vergangenem ist die Erinnerung. Die Gegenwart vom Gegenwärtigen ist der Augenschein (also das Jetzt), die Gegenwart vom Künftigen ist die Erwartung, die Hoffnung.

Lassen wir sie zu, die Erinnerung, die Gegenwart vom Vergangenen. Und lassen wir uns auch von ihr helfen. Und haben wir auch die Zukunft vor Augen. Dahin richtet sich unser Tun. Für die Zukunft tragen wir schon heute die Verantwortung. Das haben wir bei der Gesellschaft für Gesundheitsberatung gelernt. Unermüdlich hat Dr. Bruker gemahnt, diese Verantwortung zu sehen und zu tragen als Verpflichtung für die nachfolgenden Generationen. Die Zukunft, also die Gegenwart des Künftigen, nannte Augustinus ja die „Erwartung". Denken wir einmal nach, wie heilsam Erwartung sein kann. In den Tagen vor Weihnachten zum Beispiel. Welche Betriebsamkeit sie auslösen kann, auch im positiven Sinne. Lassen wir uns mit dieser Spannung der Erwartung auch unseren Alltag und unsere Aufgaben von heute meistern.

Vor der großen Fülle dieser Aufgaben und vor der fatalen Kürze unseres Lebens nicht zu resignieren, das ist wohl die Kunst einer zufriedenen und erfüllten Lebensführung. Auch hier sollte uns das helfen, was ich die Veralltäglichung des Lebens genannt habe. Der Zeitmesser dafür ist nicht die Räderuhr, sondern die Erwartung, die Hoffnung. Die Hoffnung ist der wahre Zeitmesser. Ohne Hoffnung ist das Leben leer, eben hoffnungslos.

Und noch eins ist mir wichtig: Ich möchte vor den vielen

Maximalforderungen warnen, die wir alle täglich hören oder uns selber stellen. Maximalforderungen überall: Immer alles gemacht haben, alles erreicht haben, überall der Erste sein, der Beste, der Liebste, der Schnellste, der Wertvollste, der Teuerste. Maximalforderungen im Beruflichen, im Privaten, im Moralischen, überall. Das „Guiness Buch der Rekorde" als Messlatte fürs Leben. Das ist das, was wir ständig hören. Und das ist es, was uns ständig mürbe macht. Und was dazu führt, dass wir immer in unseren alten Bahnen verharren, ohne die Kraft zu haben, uns zu einer Änderung der Lebensweise aufzuraffen. Diese dauernden Maximalforderungen, dauernden Leistungsappelle, dauernden Forderungen, denen wir nicht genügen können! Unsere Zeit ist davon bis an den Rand beladen.

Wir brauchen aber unsere Kraft, um auch nur kleine Schritte zu gehen. Und wir brauchen die Kraft, um uns auch im Versagen zu ertragen. Uns nüchtern zu ertragen, ohne Angst vor uns selbst. In einer Abiturrede sagte neulich ein Vater zu den Abiturienten: „Ihr habt allerlei gelernt, Ihr Abiturienten. Ihr habt ungeheure Mengen an Wissen aufgehäuft. Ihr habt eine Selbstsicherheit erlernt, um die wir Euch alle nur beneiden können, wir Älteren. Aber eins habt Ihr nicht gelernt. Ihr habt nicht gelernt, zu scheitern." Recht hat er! Da wir aber alle an vielen Ecken scheitern werden und auch scheitern müssen, sollten wir auch das lernen. Auch dafür muss Kraft frei sein. Kraft zum Weitermachen, trotz allen Scheiterns. Und auch Einsicht, dass dieses Scheitern als ein Stein in das Lebensgebäude einzubauen ist. Wir sollten aber wissen, dass es oft die vorhin genannten Maximalforderungen sind, die uns scheitern lassen. Mit diesem Wissen können wir uns leichter vor ihnen schützen.

Um aus dem hektischen und, wie wir heute so schnell allgemein und falsch sagen, aus dem stressigen Leben, aus dem die fatale Kürze herausblitzt, ein geordnetes und erfülltes Leben zu machen, muss nicht alles neu ausgerichtet werden. Es reicht, wenn neue Kulissen hineingeschoben, wenn neue Schwerpunkte gesetzt werden. Vielleicht ist das Leben dann gar nicht mehr so fatal kurz, sondern erfüllt und erscheint uns damit auch in der „richtigen" Länge. Vielleicht erscheint das Leben dann gar nicht mehr als letzte Gelegenheit sondern als eine alltägliche neue Herausforderung im Jetzt. Also sollten wir damit anfangen, diese neuen Kulissen zu schieben. Heute.

Als Hilfe dazu biete ich dazu eine Meditation von Papst Johannes XXIII. an:

Nur für heute werde ich mich bemühen, den Tag zu erleben,
ohne das Problem meines Lebens auf einmal lösen zu wollen.
Nur für heute werde ich in der Gewissheit glücklich sein,
dass ich für das Glück geschaffen bin.
Nur für heute werde ich mich vor zwei Übeln hüten:
vor der Hetze und der Unentschlossenheit.
Nur für heute werde ich glauben,
– auch wenn die Umstände das Gegenteil zeigen sollten –
dass Gott für mich da ist, als gäbe es sonst niemanden in der Welt.
Ich will mich nicht entmutigen lassen durch den Gedanken,
ich müsste dies alles mein Leben lang durchhalten.
Heute ist mir gegeben, das Gute zwölf Stunden zu wirken.

Vom Sinn der Krankheit

Gedanken eines Arztes über Krankheit, Leid und Tod.

Vortrag auf der GGB-Frühjahrstagung in Lahnstein am 19. März 1994[133]

Über den Sinn der Krankheit zu sprechen oder zu schreiben ist schwierig. Es sind vorwiegend drei Gedanken, die mich dazu gebracht haben. Ich will sie als Einleitung (oder schon als Zusammenfassung?) meinen Ausführungen voranstellen.

Jeder von uns kennt die Frage: „Womit habe ich das verdient?", wenn ihn eine Krankheit befällt, ein Schicksalsschlag trifft, wenn er Pech hat oder ihm Leid widerfährt. „Womit habe ich das verdient?" Über den Todesanzeigen in der Zeitung steht dann oft „Warum?" Früher habe ich hinter dieser Frage immer das unergründliche Schicksal gesehen. Ich habe darin den Lebensweg gesehen, den man nicht voraussehen kann, das Fatale, Kismet oder Karma.

Später dann erweiterte ich diesen Blick um die „Theodizee-Frage", auf die ich noch näher eingehen werde. Also um die Fragen: „Wie kann ein gütiger, liebender und allmächtiger Gott ein Leid zulassen? Solch ein Leid, solch ein Schicksal? Warum tut ein allmächtiger Gott nichts dagegen, dass überall so viel Leid geschieht? Dass auch junge Menschen sterben müssen, und Kinder schon Krebs haben! Warum lässt er das zu?"

Nach meiner Begegnung mit dem Begriff der „selbstverschuldeten" Krankheiten, der ernährungsbedingten Zivilisationskrankheiten, und besonders nach meiner Begegnung mit Herrn Dr. Bruker vor über zehn Jahren fand ich dann eine neue Antwort auf das „Womit habe ich das verdient?" Ich habe gelernt, dass die Frage durchaus erlaubt ist, ganz legitim, nur Gott ist nicht der richtige Adressat. Das bin ich selbst.

Ich lernte bei Dr. Bruker ernährungsbedingte Krankheiten kennen und sie zu unterscheiden von lebensbedingten Krankheiten und Krankheiten, die durch die toxische Gesamtsituation hervorgerufen sind. Und ich fand in der Biographie der Menschen, also in ihrer Lebensgeschichte, die wir Ärzte ja in der Anamnese ganz besonders intensiv studieren sollten, vielfache Antworten auf die Frage: „Womit hab ich das verdient?" Ich habe immer wieder versucht, in Ernährungsanamnesen und Lebenserzählungen Schlüssel für die Krankheitsentstehung zu finden und das Gefundene in den Lebens- und Heilungsplan einzubauen. Wenn auf diese Weise eine Erklärung für die Entstehung des Leides gefunden wurde, ließe sich dem Leid schon ein Sinn zuordnen. Es ist ein Sinn, der dem Betroffenen hilft, auf dem verkehrten Lebensweg halt zu machen, umzukehren und darüber nachzudenken, künftig verantwortungsvoller und gesünder zu leben.

Ich komme zum zweiten Punkt meiner Einleitung und Vortragsbegründung. Da ist neben der Frage nach dem „Womit habe ich das verdient?" noch mehr, was mich seit langem ursächlich beschäftigt und umtreibt. Ich will gerne noch einen Grund nennen, der mich zu diesem Referat bewegt hat. Ich bin im täglichen Umgang mit Krankheit und Leid immer wieder darüber verzweifelt, dass diejenigen, die kerngesund und munter sind, nicht jeden Morgen fröhlich singen und dankbar sind, laut schreiend vor Lebensfreude! Weil sie so herrlich gut funktionieren, weil sie so geschaffen sind. Aber wenn sie das täten, wenn dieses Denken geübtes Allgemeingut wäre, dann müsste ich hier ja nicht darauf hinweisen. Dann könnten wir beim gemütlichen Teetrinken einen Kanon der Lebensfreude anstimmen. Dann hätten wir es vermutlich auch leichter, wenn uns nach einer Phase von lebensfrohem gesundem Leben eine Krankheit befällt. Wir hätten es leichter, diese Krankheit einzuordnen und zu ertragen. Das unterstelle ich jetzt erst einmal und will später versuchen, es zu beweisen.

Aber so sind wir nun einmal nicht, wir Menschen. Es ist uns wohl nicht gegeben, unser gesundes Leben von vorne herein, von Anfang an, dankbar anzunehmen und zu genießen. Wir müssen wohl erst durch ein Tal gehen, um auf einen neuen Gipfel zu kommen.

Und da bin ich schon bei dem dritten und letzten Punkt meiner Einleitung und Vortragsbegründung. Es ist der Punkt, bei dem ich mich nun wirklich akut zu diesem Referat gedrängt fühle. Und darüber will ich berichten.

Im Jahr 1990 wurde in der renommierten Deutschen Medizinischen Wochenschrift von Prof. Dr. Roder und Mitarbeitern aus der Chirurgischen Klinik und dem Institut für Psychosomatische Medizin in München eine bemerkenswerte Studie veröffentlicht. Sie besagt, dass sich Patienten, denen man die Speiseröhre wegen Krebsbefall herausoperiert und durch eine Kunststoffprothese ersetzt hat, in ihrer Lebenszufriedenheit höher einschätzen als gesunde Vergleichspersonen.

Psychologen hatten mit standardisierten Fragebögen „allgemeine körperliche Beschwerden, Lebenszufriedenheit, psychosoziale Belastungen“ und andere Parameter befragt. Schwerstkranke, Todgeweihte sind zufriedener mit ihrem Leben, fühlen sich glücklicher als Gesunde!

Dieses Ergebnis hat mich zutiefst erschreckt. Ist also eine schwere Krankheit nötig, um eine höhere Lebensqualität zu erreichen? Kommen wir erst zu einem beglückenden, höheren Lebensgefühl, wenn wir durch tiefes Leid gegangen sind? Ist also Krankheit notwendig, um den Sinn des Lebens zu finden?

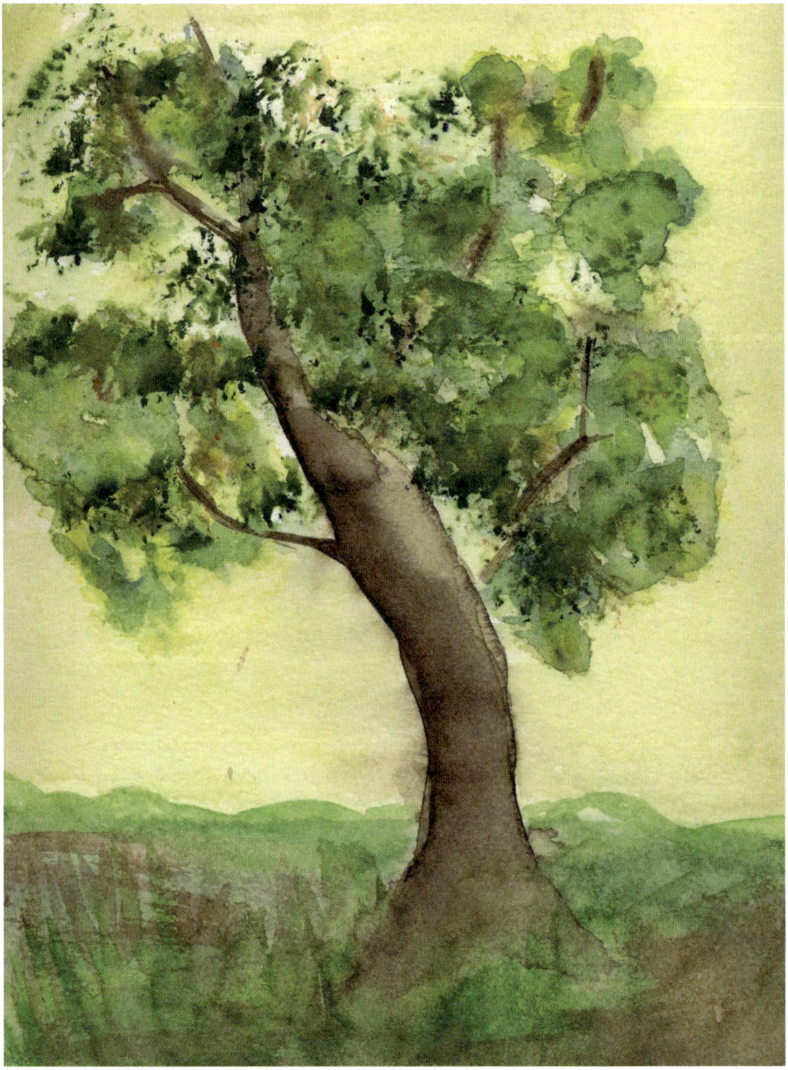

Oder andersherum: Ist es der Sinn der Krankheit, dem Leben einen anderen Wert zu geben, einen anderen Weg, eine andere Bedeutung?

Wie kann ich denn aber als lebensfroher Mensch, der ich Gott sei Dank bin – und das meine ich ganz wörtlich: Gott sei Dank – den Tag genießen? Der ich gesund bin und ohne Medikamente einnehmen zu müssen und ohne Schmerzen zu haben, jeden Tag einen erfüllten Tag leben darf. Wie kann ich als Arzt meine Patienten richtig verstehen und begleiten, wenn ich nicht selbst durch tiefes Leid gegangen bin? Es sieht ja so aus, als ob ich mir Leid verordnen muss, um Zufriedenheit und hohe Lebensqualität zu bekommen und gleichzeitig einfühlsam arbeiten zu können. Dieser zynische Schluss liegt nahe.

Bei der großen Zahl der durch Leid gegangenen Mitmenschen, die ich als Arzt täglich sehe, wird es hilfreich sein, intensiv über den Sinn der Krankheiten und des Leidens nachzudenken. Damit reihe ich mich ein in eine Gruppe von vielen Menschen, die schon lange über diese Frage nachgedacht haben. Auch in anderen Fakultäten als in der Medizin ist man zu dem Ergebnis gekommen, dass Leid sein muss zum Erfolg. Schweiß vor Preis. So sagt zum Beispiel Marie von Ebner-Eschenbach[134] über ihre schriftstellerischen Kollegen: „Es schreibt keiner wie ein Gott, der nicht gelitten hat wie ein Hund.“ Und der mittelalterliche Mystiker Heinrich Seuse[135] sagt: „Ein Mensch, der nicht gelitten hat, was weiß der schon“. Der von mir so verehrte russische Schriftsteller Tschingis Aitmatow[136] sagt: „Der Tag, an dem ich mich nicht mehr aufrege und quäle, mich beunruhige, an dem ich nicht mehr suche und leide, wird der schwerste Tag in meinem Leben sein.“ Im Volksmund heißt es: „Es ist ein Unglück, nie Unglück zu haben. Denn Glück verfettet, Unglück macht durstig.“ Oder die Redensart: „Wer nicht weiß, was eine Wunde ist, der hat gut Reden über Narben.“ Und Goethe nimmt als Motto für seine

Lebenserinnerungen den Spruch des griechischen Dichters auf, der gesagt hat: „Der Mensch, der nicht geschunden wird, der wird auch nicht erzogen." Der Theologe Hermann Spieckermann[137] sagt: „Nach einem Gang durch das Leid hat die Hoffnung eine andere Basis." Und Rudolf Steiner[138] beschreibt den Gang durch Krankheit und Leid als einen Weg durch ein tiefes Tal, in dem man den Ruf des Engels hört, der einem den Schlüssel zu längst verschlossenen Türen gibt. Das Öffnen dieser Türen gibt den Menschen, deren Biographie durch ein Leid geprägt ist, Hinweise und Mut zu einer Lebensänderung.

Wenn nun aber, wie mit diesen Zitaten angedeutet, das Leid uns auch viel Positives bringen kann, ja zur Lebenserfüllung beinahe dringend nötig ist, warum gehen wir dennoch so schwer damit um? Warum bringt uns niemand bei, wie man aus dem Leid etwas lernt?

Nun, Leid ist das komprimierte Schlimme an sich. Im Synonymlexikon finden wir unter dem Stichwort „leid" alle grässlichen Vokabeln, die uns bekannt sind. Da steht: widerwärtig, unangenehm, unwillig, abgeneigt, überdrüssig, scheußlich, böse, lästig, unerfreulich, betrübend, kränkend, verletzend. Und bei „Leid" lesen wir: Kummer, Schmerz, Plage, Ekel usw.

So ist also das Leid das Gegenteil dessen, was wir heute als Lebensinhalt und Lebensziel vor uns sehen, das Gegenteil von Glück und Lebensfreude. Dabei sind Leid und Glück nicht nur Kontraste. Sie sind Pole, die sich gegenseitig anziehen, sie sind miteinander verwoben. Es sind zwei Worte, „die sich gegenseitig die Zunge zeigen", wie Antoine de Saint-Exupery einmal gesagt hat[139]. In einem Gedicht hat Richard Dehmel[140] diese verbindende Polarität beschrieben:

Es ist ein Brunnen, der heißt Leid,
draus fließt die lautre Seligkeit.
Doch wer nur in den Brunnen schaut,
den graut.

Seligkeit und Grauen liegen dicht nebeneinander beim Leid, sind miteinander verwoben und müssen wohl auch beide miteinander ausgelöffelt werden.

Wenn nun Glück im Sinne des Hedonismus unser Lebensziel ist, dann muss Leid unser Leben massiv beeinträchtigen. Was ist nun Leiden?

Über Leiden und Übel soll man nicht nachdenken, sagt Voltaire[141]. „Die Frage nach dem Leid", so sagt er wörtlich, „ist ein intellektuelles Spiel für die, die disputieren. Sie sind Sträflinge, die mit ihren Ketten rasseln". Und Gertrud von le Fort[142] sieht es noch schlimmer: „Gerechtigkeit ist nur in der Hölle. Im Himmel ist Gnade und auf der Erde das Kreuz", das Leid.

Leiden ist, wenn ich glaube, im Augenblick nichts tun zu können. Wenn etwas geschieht, was ich nicht will und ich überzeugt bin, dass alle Bemühungen zu einem hilflosen Ende gekommen sind. Leiden ist mehr als nur physischer Schmerz. Die Angst vor dem physischen Schmerz ist oft schlimmer als der Schmerz selbst. So wird die Angst vor dem Leiden auch die Angst vor der Angst. Die Angst vor der Situation, „wenn mir am allerbängsten wird um das Herze sein".[143] So ist auch die viel zitierte „Angst vor dem Tod" nicht eine Angst vor dem Todsein, sondern eine Angst vor dem Sterben, dem Sterbevorgang mit all seinen Leiden, Kümmernissen und dem Alleingelassenwerden. Wie ein Fremdkörper in meinem Dasein entfaltet das Leiden mit seiner Angst in mir ein Eigenleben. Statt mich zu stimulieren zur Umkehr und zu Gewinn neuer Lebensfreude, führt es mich in die Passivität.

Wir lernen daraus, dass chronisches Leiden dort beginnt, wo es nicht gelingt, den sinngebenden Prozess zu entdecken und zu unterstützen, und dadurch das Sinnlose des Leids zu durchbrechen.

Um Leiden hier einmal zu verbalisieren, damit nicht der Eindruck entsteht, ich verstände darunter nur die rein physischen Schmerzen, will ich einige typische Leidensäußerungen wiedergeben:

- Wie schnell das geht. Ich kann es kaum begreifen. Und nun liege ich fest im Bett.
- Jetzt bestimmen der Krebs und die Ärzte über mein Leben.
- Schwach und elend bin ich, vielleicht noch sehr lange krank.
- Ich bin jetzt ein lebenslang Gefangener meiner Krankheit.
- So vergehen die Tage und die Wochen. Wie lange noch?
- Ich bin nichts mehr wert.
- Ich bin nicht mehr Herr über mich.
- Mich ekelt, wenn ich in den Spiegel sehe.
- An mir ist nichts mehr heil.
- Mein ganzer Leib ist böse.
- Ich sterbe stückweise.
- Sorgen über Sorgen.
- Es demütigt meinen Stolz, mich wie ein Kind behandeln zu lassen.
- Was habe ich verbrochen, dass ich so bestraft werde?
- Ich bin wütend und neidisch auf alle Gesunden.
- Die anderen Patienten im Krankenhaus bekommen Besuch, ich nicht. Bin ich schlechter als die anderen? Oder bin ich schon aufgegeben?
- Ich habe Angst vor der Operation. Warum bin ich nur so ängstlich? Alle reden vom Jahrhundert der Chirurgen und ich liege hier im Bett und habe Angst.
- Es ist alles so verworren. Der Arzt hat seine Meinung über mich und meine Krankheit. Meine Familie weiß alles besser und gibt kluge Ratschläge. Meine Gedanken gehen hin und her.

Das sind Leidensäußerungen, an die man zunächst nicht denkt, beim Hindenken zum Wort Leid. Und doch ist dies das

Unerträgliche des Alltags der Kranken. Und es ist das Nichtausgesprochene, vielleicht auch das noch nicht einmal innerlich so Formulierte. Oder es ist das Heimliche. Das, womit man als Leidender auch niemanden belasten möchte. Wo, wie eben geklagt, die Gedanken ständig hin und her gehen. Diese Äußerungen müssen oft erst behutsam entlockt werden, um uns zu zeigen, wo wir helfen können.

Wir haben versucht, Glück zu definieren und Leid zu beschreiben. Und wir sind stehen geblieben bei der Frage, warum wir das Leid so schwer ertragen können. Das Unvermögen, Leid zu ertragen liegt, wie wir gesehen haben, unter anderem in unserem Streben nach dem Lebensglück. Unser Lebensstil ist darauf ausgerichtet, Lust zu suchen und Unlust zu vermeiden. Aber nicht das Rennen nach dem Glück allein lässt uns das Leiden heute so schwer ertragen. Es sind grundsätzliche Wandlungen unserer Lebensordnung, die den Umgang mit Leid, Krankheit und Tod erschweren.

Dazu gehört die Auflösung der Großfamilie, die uns einen Verlust an haltenden und orientierenden Funktionen gebracht hat. Es fehlt die Selbstverständlichkeit, mit der ein Leidender, ein Behinderter, ein Kranker, ein Sterbender, ein Pflegebedürftiger in solch einer Familie eingebettet war und versorgt wurde. In fast jeder Familie gab es früher eine unverheiratete „Tante", die rührend aufopfernd pflegte und oft auch von Haus zu Haus ging.

Gebracht hat uns diese Auflösung der Großfamilie unter anderen eine vermehrte Mobilität des Einzelnen, verbunden mit einer Individualisierung und einer viel größeren und noch immer wachsenden persönlichen Freiheit. Aus der Freiheit und Loslösung von Verpflichtungen wurde eine allgemeine Anbetung der Freizeit.

Daneben ist der Verlust der Bedeutung von Arbeit als Lebensinhalt zu beklagen. Die Arbeit ist oft degradiert zum Job, der Geld für den Lebensunterhalt und vor allem auch für die

Freizeitgestaltung erbringt. Eine Treue zum Beruf ist längst nicht mehr angesagt, eine Identifizierung mit dem Beruf ist bei manchen schon lange verloren.

Daneben steht der Verlust religiöser und ethischer Bindungen und Normen. Wir sind eine Gesellschaft von vielfach bindungsunfähigen Individuen geworden, die das „ich/meiner/mir/mich" gut deklinieren können. Das Individuum, der Einzelmensch ist das Maß aller Dinge geworden. Das sind dramatische Auflösungserscheinungen in den Beziehungsstrukturen. Eine zügige Ausbreitung der Eigenliebe führt uns in eine zerbröselnde, autistische Gesellschaft. Aus dem sittlichen Normenprinzip ist das „Lustprinzip" (nach Sigmund Freud) geworden. „Ich habe Lust" ist ein Filmtitel. „Ich liebe Genuss sofort" ist der Werbespruch eines Kaffees.

Für Menschen, die Leistungskraft, Produktivität und Wirtschaftlichkeit über alles stellen, haben Krankheit, Leid, Alter und Sterben keinen Platz. Alles was unproduktiv ist, wird ausgegrenzt. So sind die Begriffe Alter, Krankheit, Leid, Tod, Trauer zu Tabus geworden. Man leidet und stirbt nicht mehr zu Hause, sondern abseits, fremdgepflegt in einer dafür erbauten Einrichtung, in einem Pflegeheim oder Hospiz.

Das Verhältnis zu den Leidenden und den Sterbenden ist so steril, wie die Umgebung, in der immer mehr Menschen diese letzte Zeit verbringen müssen. Und die Blumen stellt man nachts vor die Tür. Die Verstorbenen schließlich traut man sich kaum noch zu berühren. Man lässt sie schnell aus dem Haus bringen. In die Leichenhalle, dann ist man sie los. Und uns Ärzten bringt man schnell Sagrotan oder ein anderes Desinfektionsmittel. Die Überführungen Verstorbener geschehen meistens nachts. Die Beerdigungen finden „in aller Stille" statt.

Die Rituale aus alter Zeit, die uns bei der Überwindung und Verarbeitung des Leids so hilfreich waren, haben wir alle längst vergessen. Wer kennt noch den „Leichen-Bitter", der herumging und das Versterben des Nachbarn mit der sprichwörtlich gewordenen Leichenbittermine anzeigte? Er bat „zur Leiche“, das heißt zur Beerdigung lud er ein. Wie selten gibt es noch Abschiednehmen, Totenwache? Selbst die Trauerkleidung, das Trauerjahr sind verworfen. Auch die Beerdigungsfahrzeuge sind bereits graumetallic lackiert. Ich erinnere mich noch an den „Leichenzug“, der durchs Dorf ging. Die Menschen blieben stehen. Die Männer nahmen die Mütze ab, die Frauen machten einen angedeuteten Knicks zu Ehren des Verstorbenen. Heute will die Gesellschaft nicht mehr gestört werden und möglichst nicht an die eigene Vergänglichkeit erinnert werden. Kinder werden fern gehalten von Verstorbenen. Wen wundert es, wenn der Tod un-natürlich wird? Wenn er verdrängt wird? Wie verkraften wir das alles, wenn wir uns von unseren alten Bräuchen trennen, die uns halfen, uns mit der Tatsache unserer Endlichkeit beizeiten vertraut zu machen? Wenn wir alle Rituale über Bord kippen?

Verstehen Sie mich bitte nicht falsch. Jeder ist geneigt, den Tod zu verdrängen. Der Gedanke an den Tod entsteht nicht in der Lebensfreude. Wird an den Tod gedacht, so überschattet dieses Denken unser Leben und mindert Lebensfreude und Lebenswillen. Der Blick zum Grab untergräbt das Leben. Aber jede Unterdrückung rächt sich. Wer sein Lebensende nicht bedenkt, lebt in einer Sinnleere. Wer nur ins fremde Grab schaut und sein eigenes kommendes Lebensende nicht verbalisiert und zu einem Thema seines Lebens macht, ist nicht geerdet, lebt „ohne Bodenhaftung“.

Aus all diesen Beobachtungen sind wohl keine positiven Impulse zur Leidbewältigung zu erwarten. Wie werden wir aber leben mit einem Leid, das wir selbst nicht mehr aus eigener Vernunft und Kraft lösen können? Wo wir auf die Mithilfe anderer angewiesen sind, die wir bis dahin oft missachtet haben?

Ist die Vermeidung von Leid eigentlich jeden Preis wert? Ich meine damit, ob jede Versicherung und Absicherung gegen alle Übel auch getätigt werden muss, um Leid aufzufangen? Jedenfalls leben die Versicherungen davon.

Doch genug der vielen Fragen. Schauen wir uns einmal an, wie unterschiedlich Menschen auf Leid reagieren. Der evangelische Krankenhauspastor Hugo Zabel von der Medizinischen Hochschule Hannover hat nach fast 20-jähriger Erfahrung in der Krankenhaus-Seelsorge die Patienten, die durch ihre Erkrankung angerührt und erschüttert wurden, und die danach ihrem Leben einen neuen Sinn geben konnten oder auch nicht, in fünf verschiedene Gruppen eingeteilt.

In der ersten Gruppe sammelte er die Nüchternen. Auch sie hat die Krankheit getroffen, aber sie sinnen so wenig darüber nach, wie wir über den Verschleiß unseres Autos. Sie wollen nur repariert werden. „Hier bin ich. Mach mich gesund“, sagen sie. Nach dem Sinn und der Bedeutung ihrer Krankheit fragen sie nicht. Allenfalls nach den Konsequenzen, aber das ist ja etwas anderes.

In der zweiten Gruppe finden wir die Patienten, die ihre Krankheit in das Koordinatensystem ihres Weltanschauungskonzeptes einarbeiten. Die Krankheit wird dann zur Strafe oder ist Gottes Fügung. Banal und stimmig heißt es dann: „Da muss ich mich eben fügen“. Bei solch einem stark gefestigten Konzept braucht diese Gruppe ebenfalls keine Suche nach dem Sinn anzustreben. Und sie tut es auch nicht.

In die dritte Gruppe ordnet Pastor Zabel Patienten ein, die mit Protest, Anklage und Auflehnung ihrer Krankheit begegnen. „Warum gerade ich?“ ist hier zu hören. Da ist der Sinnverlust drohend deutlich. Einen Sinn zu suchen erscheint den Betroffenen nicht mehr lohnend. Doch sollten gerade sie mit der Sinnsuche beginnen.

Die vierte Patientengruppe zeichnet sich durch ihr angestrengtes Sinnsuchen aus, findet aber den Sinn der Krankheit nicht. Niemand und nichts wird geschont, beim Suchen nach der Bedeutung der Krankheit. Aber nirgends zeigt sich etwas Erhellendes. Stille Ergebenheit ist die Folge. „Es nützt ja doch nichts“ lautet der Stoßseufzer, und am Ende stehen Verzweiflung, Resignation und Depression.

In der fünften und letzten Gruppe schließlich finden sich Patienten, die den Sinn der Krankheit erkennen. Ihre Lebensexistenz wird wie durch einen Pflug aufgewühlt. Hier ist die Scholle umgebrochen, hier ändert sich das Leben und die Erlebensvielfalt. Diese Kranken haben uns Gesunden wirklich etwas voraus, was ihnen durch die Krankheit zugewachsen ist. Sie können der Tatsache nicht mehr ausweichen, dass sie mitten im Leben ihrem Lebensende begegnet sind.

Die Einteilung in diese Gruppen hat der Krankenhausseelsorger auch nicht starr und streng gesehen. Sicherlich gibt es Patienten, die von einer in die andere Gruppe wechseln, auch im Rahmen eines Entwicklungsprozesses. Es ist dann möglich, dass sie in der ersten Gruppe beginnen und in der letzten Gruppe ankommen. Wer von den Beobachtungen der bedeutenden Sterbeforscherin Elisabeth Kübler-Ross[144] gelesen hat, kennt dieses Wandern durch die von Hugo Zabel aufgezeigten Gruppen. Für alle Helfer ist es jedoch wichtig, die Einteilungen zu kennen. Sie begegnen den Kranken ja in diesen Gruppen und müssen sie dort abholen, um ihnen helfen zu können.

Lassen Sie uns noch einmal ausführlicher die einzelnen Gruppen anschauen.

Die Nüchternen aus der ersten Gruppe, die nur repariert werden wollen, habe ich mit dem Satz: „Hier bin ich, mach mich gesund“ typisiert. Diese Gruppe geht wohl ohne tiefere Erfahrung und ohne Wende in ihrem Leben aus der Krankheit heraus. Sie halten Krankheiten auch für sinn-los. Sie vertrauen dem Arzt. Sie geben ihren Körper und die Verantwortung für ihren Organismus beim Arzt ab, wie man einen Anzug in die Chemische Reinigung gibt. Krankheit gehört für diese Menschen zur Natur. Und die Natur ist weder gut noch böse.

Die Natur hat auch keinen Bezug auf einen Sinn. Die Natur besteht aus dem Notwendigen. Und das ist das, was man nicht ändern kann. Dem Notwendigen gegenüber ist es sinnlos, nach dem Sinn zu fragen. Also betrachtet man alles nüchtern und sachlich und geht nach überstandenem Leid zum „nächsten Punkt der Tagesordnung" über.

Die Störung ist ja scheinbar vorüber. Und so lebt man weiter wie gewohnt. Früher oder später taucht aber dann die Krankheit wieder auf, oft in neuer Form. Man geht wieder zum Arzt. Der bietet einen neuen Namen für die Krankheit an. Und der Arzt verordnet wieder ein passendes Medikament. Und so geht es weiter. Der Patient erwirbt sozusagen eine Zehnerkarte bei seinem Doktor. Er verharrt bis zu seinem bitteren Ende in seinen alten Lebensgewohnheiten.

Es ist hier sogar zu vermuten, dass die Fähigkeiten des Menschen gelähmt werden, sein Leid anzunehmen, mit diesem Leid zu leben, es zu ertragen und damit fertig zu werden. Diese Menschen werden gelähmt durch die Medizin mit ihrem großartigen Fortschritt. Einer Medizin, die immer mehr Möglichkeiten hat, Krankheiten zu unterdrücken, Symptome zu kaschieren und Schmerzen zu lindern oder sogar zu lösen. Das Vertrauen in diese Medizin hat zur Folge, dass die Verantwortung für die eigene Gesundheit an einen Therapeuten abgegeben wird. Dann befindet sich der Mensch oft in einem qualvollen Schwebezustand als chronischer Dauerpatient zwischen Leben und Tod. Ein Schwerkranker, der keine Kraft mehr hat, sich aus der Abhängigkeit zu befreien. Wie sagte Eugen Roth[145] so treffend:

Was bringt den Doktor um sein Brot?
a) die Gesundheit, b) der Tod.
Drum hält der Arzt, auf dass er lebe,
uns zwischen beiden in der Schwebe.

Doch zurück zu den Gruppen. Die zweite Gruppe macht es sich bedeutend schwerer. In ihr fanden sich die Patienten, die Leid und Krankheit in ihr Weltanschauungskonzept eingearbeitet haben und als Strafe oder Fügung Gottes betrachteten. Mit ihrer Einstellung, „dann füge ich mich eben“ suchen sie alle Ursachen für ihr Leid in den Strukturen, die man nicht selber beeinflussen kann, außerhalb der eigenen Verantwortung.

Sie sind diejenigen, die sich mit dem schon zitierten Problem der Theodizee auseinandersetzen. Mit der vierten Patientengruppe gemeinsam (das ist die, die nach dem Sinn der Krankheit forscht und nichts Erhellendes findet) grübeln sie über die unerklärlichen Lücken in Gottes Allmacht. Warum muss ich leiden? Warum gerade ich, gerade so schlimm? Warum werden überhaupt auch unschuldige Kinder mit Krankheit gequält? Warum lässt Gott das alles zu?

Die Theodizee-Frage ist eine Grundfrage in fast allen Religionen dieser Erde. Berühmte Philosophen wie Leibnitz, Schelling, Hegel, Kant haben schon in früheren Jahrhunderten intensiv über diese Frage nachgedacht und darüber geschrieben. Es ist der Versuch einer Rechtfertigung Gottes angesichts des von ihm trotz aller seiner Allmacht und Güte zugelassenen physischen Übels, moralischen Bösen und körperlichen Leidens. Eine Antwort auf diese Frage zu finden, ist nicht einfach.

Ein denkbarer Weg wäre der, zu sagen, dass Gott seine Hilfe nicht wegen einer Schwächung seiner Allmacht unterlässt, sondern wegen der Sinnlosigkeit. Eine Sinnlosigkeit, die für uns oft nicht erkennbar ist. Es ist sinnlos, einen quadratischen Kreis zu machen, auch wenn es möglich wäre. Wunder gibt es. Aber Wunder wider allen Sinn und Verstand zu fordern und zu erwarten ist falsch. Die Heilungswunder Jesu („Steh auf nimm dein Bett und geh hin“[146]) haben das Wunschbild menschlicher Bedürfnisse zu einem Prüfmaßstab für die göttliche Allmacht gemacht. Das sind Missverhältnisse. In allen

Religionen gilt nicht die Sinn-Frage, sondern die Seins- Frage. Und so heißt es schon in einem Brief des Apostels Paulus an die Gemeinde in Rom: „Ja, lieber Mensch, wer bist du denn, dass du mit Gott rechten willst! Spricht auch ein Werk zu seinem Meister: Warum machst du mich so?“[147]

Eine andere mögliche Antwort auf die Theodizee-Frage ist der Verweis auf die Freiheit. Wenn Gott den Geschöpfen die Freiheit gibt, auf dieser Erde nach ihrem Willen zu handeln, so muss er ihnen auch die Möglichkeit einräumen, Leid zu schaffen. Leid ist der Preis für die Freiheit. Leid, das wir Menschen uns selbst zufügen: ich mir selbst, aber auch Leid, das ich anderen zufüge und andere mir. Dieses Leid entspricht der Freiheit, die wir Menschen auf dieser Erde haben. Würde Gott den Menschen alles Leid wegnehmen, müsste er ihnen auch die Freiheit des Handelns nehmen. Damit nimmt er ihnen auch die Möglichkeit zu wirklicher Liebe, sagt der Freiburger Dogmatiker Gisbert Greshake[148]. Er sieht das Leid als Preis der Liebe. So ist der Titel seines bemerkenswerten Buches[149], das man mit Gewinn liest.

Allein diese beiden Gedanken, von der Sinnlosigkeit und von der Freiheit, lassen nun nicht mehr zu, dass wir Gott um eine Rechtfertigung bitten für den Zustand dieser ungeratenen Welt. Als habe er sich vor uns zu verantworten, ja zu rechtfertigen, als seien Menschen Opfer des Leidens und nicht auch häufig Ursache. Opfer des Leidens zu sein bedeutet aber, dass das Leiden außerhalb von uns selbst personifiziert ist.

Neben dem Leid, das der Mensch verursacht, gibt es das Leid, das wegen der leidvollen Strukturen der Welt entsteht. Es ist nach theologischer Tradition und Definition Strafe für die Sünde. Im Paradies, wie es die Christen erhoffen, wird weder Sünde noch Leid sein. Erst die Vertreibung aus dem Paradies nach dem Sündenfall brachte uns diese Plagen.

Viele Menschen tun sich heute schwer mit dieser Kollektivschuld. Und sie fragen oft genug und mit Recht nach dem inneren Sinn einer Welt, deren Struktur Leid erzeugt: Erdbeben, Flutkatastrophen, Kälte, Hitze, Hunger, Schmerz, Seuchen, Massentod, Mühsal und Plage. Eine Erklärung dieser Leiden kann es nicht geben, auch für gläubige Christen nicht. Der höhere Sinnzusammenhang ist nicht erkennbar, insbesondere nicht vorausschauend. Das weitere Forschen nach diesem Sinnzusammenhang ist, auch nach Immanuel Kant[150], anmaßend für den Menschen. Leiden kann nicht verstanden werden. So will ich das Nachdenken über die Theodizee abschließen mit einem Wort von Sinclair Lewis[151], der gesagt hat: „Es ist ein fatales und nutzloses Unterfangen, wenn auch oft geübt, vom Lauf der Welt oder von der Qualität des Lebens auf die Güte und Weisheit des Schöpfers zu schließen, wenn auch zahlreiche Theodizeen das Elend des Lebens zu erklären versuchen."

So werden also auch diese beiden Gruppen von Kranken, diejenigen mit dem banalen „ich füge mich" und die mit dem angestrengten Suchen nach den Fehlern anderer ohne Gewinn und ohne Sinn aus ihrem Leiden herausgehen. Es sei denn, allein das Hindenken zu einem Sinn sei schon der Sinn der Krankheit. Uns, den Helfern, bleibt aber gerade bei diesen Kranken die mühevolle Arbeit einer Begleitung zur weiteren Sinnfindung.

Doch bevor ich davon berichte, wollen wir uns noch die anderen Gruppen ansehen. In der dritten Gruppe fanden wir Patienten mit dem wütenden Protest gegen ihre Krankheit. Voller Anklagen und Auflehnung fragen sie: „Warum denn gerade ich?" Hier gilt es, dass wir Begleitenden den Betroffenen klar machen, dass im Leiden oftmals ein versteckter Sinn liegt, den wir gemeinsam finden müssen. Hier kann der erste Schritt zur Hilfe aus eigenem Antrieb gemacht werden. Hier besteht zum Beispiel die großartige Möglichkeit, ungesunde, lebensfeindliche Verhaltensweisen aufzugeben. Hier kann der Organismus sich von schädlichen Belastungen trennen und die Ruhe und

Wegweisung bekommen, die er braucht, um sich selber zu helfen.

Wollen wir diesen Erkrankten und allen anderen Leidenden beim Überwinden und Ertragen des Leides helfen, so müssen wir ihnen zunächst einmal mit Liebe begegnen und ihnen klar machen, dass nichts törichter ist, als im Leid zu wühlen. Selbstmitleid trübt den Blick für die Wirklichkeit. Es gilt zu prüfen, was wir ändern können und was wir hinnehmen müssen. Und bei Verlusten heißt es: Was bleibt uns zu erhalten und was ist loszulassen. Statt des häufig gehörten Satzes „Was kann mir das Leben noch bieten?" heißt es dann: „Was kann ich dem Leben noch bieten?"! Diese Einstellung nennt man heute allgemein „think positive". Aber schon Marc Aurel[152], der römische Kaiser, hat in seinem Tagebuch geschrieben: „man soll nicht sagen: ich Unglücklicher, dass mir das zustoßen musste, sondern ich Glücklicher, dass ich unbekümmert zu bleiben vermag, obwohl mir das zustößt".

Der letzten Patientengruppe, den Aufgewühlten, gilt mein ganzer Aufsatz hier. Sie haben den Ruf gehört. Für sie beginnt heute der erste Tag eines neuen Lebens. Sie sind es, die uns Therapeuten unsere Arbeit so wertvoll machen. In ihre Augen schaue ich so gerne, daraus nehme ich meine Kraft. Sie machen meinen Beruf zu dem schönsten der Welt.

Doch nun kommt meine letzte und schwerste Frage: Gibt es denn wirklich eine Hilfe gegen das Leid?

Gegen größere körperliche Leiden und Schmerzen gibt es keinen Trost, sondern nur ärztliche Hilfe. Ich habe dazu Elisabeth Kübler-Ross gehört[153] bei der GGB-Herbsttagung 1987. Und wer einmal zu ihren Füßen gesessen hat, wird das wohl nie vergessen können. Sie hat uns Ärzte flammend aufgerufen, Hilfe gegen alle Art von Schmerzen zu leisten. Und sie hat auch Wege dazu gezeigt. Heute hat sich die Palliativmedizin, die sie gefordert hat, etabliert unter der mutigen Führung des norwegischen Arztes Stein Huseboe[154]. Mit den Palliativmedizinern und den tüchtigen Befürwortern des Hospizgedankens werden wir alles daran setzen, physisches Leiden zu beseitigen. Und wir bedienen uns dabei auch der großartigen Neuerungen der echten, alten Schulmedizin. Dieser gelingt heute die Körperreparatur immer besser, das muss man zugeben. Es ist die Arbeit, die von immer mehr Fachspezialisten gemacht wird. Es fällt dabei allerdings diesen Gruppen immer schwerer, das längst verloren gegangene Vertrauen der Patienten in ihre Kunst wieder zu herzustellen. Verloren gegangen ist es, weil der ganzheitliche Aspekt in der Heilkunde durch die Fokussierung auf die Organmedizin lange Zeit nicht beachtet wurde. Und gleichzeitig wurden die psychosomatischen Wurzeln der Krankheiten stark vernachlässigt[155].

Diese Schulmedizin ist erfreulicherweise offener und ehrlicher geworden. Aber sie ist auch naturwissenschaftlich ausgerichtet und hat Seele und Geist abgegeben. Naturwissenschaftliche Medizin misst alles mit Geräten und Labormethoden. Damit lässt sich Seele, Geist und Leben aber nicht finden. Abgegeben wurden diese Bereiche an Seelsorger, Psychotherapeuten, Philosophen und an zahlreiche andere, oft selbsternannte Therapeuten. Einen vernünftigen Therapeuten zu finden, gehört zu den schwierigsten Aufgaben in der Begleitung eines Leidenden.

Aber die Zahl der Ärzte wächst, die unzufrieden sind mit dem an der Universität Erlernten. Das sind Ärzte, die sich bei den Linderungs-Behandlungen im Reparaturbetrieb unwohl fühlen. Sie wenden sich ganzheitlichen, alternativen Heilmethoden zu, wie etwa der Homöopathie, der Fasten- oder Kneipp-Therapie, der Phytotherapie, der Akupunktur oder der lebensbegleitenden Gesprächstherapie. Die Sehnsucht nach dieser alternativen Medizin ist groß.

Sich nur zuzuwenden reicht aber nicht. Man muss diese Methoden und Verfahren auch gründlich erlernt und studiert haben. Uns fehlt es ja nicht an Methoden! Diese Aussage ist mir ganz wichtig: Wir haben genügend Methoden in der Komplementärmedizin. Wenn wir Klagen über mangelhafte Versorgung von Kranken hören, dann wird meistens ein liebevoller, einfühlsamer Therapeut vermisst, ein „Patientenarzt aus Liebe“, wie es Julius Hackethal[156] immer nannte.

Leider haben einige alternative Therapeuten eine Flucht ins Okkulte und Nebulöse angetreten und verteufeln pauschal die vernünftige Medizin. Das müssen wir auch beklagen. Nicht jede Tablette Cortison, die von Ärzten verabreicht wird, ist ein Mordversuch. Wer Anatomie, Physiologie und Pathologie richtig gelernt hat, wer als Mensch nicht ins Egozentrische abgedrängt ist, wer leidende Mitmenschen als Schwestern und Brüder erkennt, der wird auch vernünftige Wege in seinem Heilberuf finden. Voraussetzung ist die Liebe zum Heilberuf und zum Mitmenschen, der erkrankt ist. Das macht den Helfer wertvoll. Dabei ist es egal, ob er Ganzheitsmediziner oder nur Halbheitsmediziner genannt wird, ob er Psychosomatiker oder Somatopsychologe heißt. Hier geht es nicht um Titel und Fachbezeichnungen, hier geht es um die Basis des Heilens. Sehe ich die Seele des kranken Menschen, kenne ich seinen Lebensentwurf, seine Biographie, dann bin ich fern von allen Medizin-Mechanikern. Dann bin ich Arzt.

Um den Kranken so zu helfen, sein Leiden zu bewältigen und in Allem einen Sinn zu suchen, wird es allerdings notwendig sein, dass wir die Faust öffnen, mit der wir „alles im Griff“ haben. Nur so werden wir, unsere eigene Schwachheit zeigend, in die Ebene des schwachen Kranken hinuntersteigen können. So können wir mit ihm emotional mitschwingend Kontakt aufnehmen und das entwickeln, was Rogers[157] die Empathie genannt hat. Nur so werden wir, auch ohne dass wir selbst leiden und durch Leid gehen, mit den Patienten mitleiden können. Wir werden uns unserer eigenen Ohnmacht bewusst. Wir erkennen unsere eigene Verletzlichkeit, und das wird auch für den Kranken spürbar. Es macht unser Handeln authentisch. Von Klaus Thomas von der Telefonseelsorge in Berlin stammt der Satz: „Um den Sinn des Leidens zu vermitteln, muss der Therapeut den Sinn seines eigenen Lebens kennen".

Erst wenn wir also unsere eigene Verwundbarkeit und Angst gezeigt haben, wird uns partnerschaftlich mit dem Kranken ein begleitender Weg gelingen, der zugleich eine Hilfe bei der Sinnfindung und der Krankheitsüberwindung sein kann. Wissen muss man allerdings, dass auch Ärzte große Meister im Verdrängen von Angst sind. Noch immer sagt ein Arzt: „Mir ist ein Patient gestorben" und empfindet es irgendwie als eigenes Versagen oder als Zeichen einer persönlichen und fachlichen Schwäche. Ärzte spüren beim Tod eines Patienten ein ungutes Gefühl des Verlorenhabens. Und so entsteht das seltsame Phänomen, dass Ärzte Angst vor Krankheit haben, vor dem eigenen Tod und auch vor dem Tod ihrer Patienten[158]. Und das, obwohl der Tod als Gefährte und Bedroher den Ärzten viel vertrauter sein müsste als den nichtärztlichen Mitmenschen. Aber Sterben und Tod sind nun einmal die Negation der professionellen Ziele der Medizin, nämlich Heilung und Lebenserhalt.

Vielleicht liegt hier der Schlüssel zu einem oft angeprangerten Tun der Ärzteschaft, zur Polypragmasie. Darunter versteht man die Anwendung zahlreicher Medikamente und Maßnahmen im Einzelfall, also das sinnlos erscheinende Zuviel an Therapie. Nicht die Krankheit ist sinnlos, sondern diese Polypragmasie, behaupte ich. Immer häufiger beobachten wir Ärzte, die „alles tun", damit sie auch ja „alles getan haben", um sich gegen gerichtliche und außergerichtliche Angriffe abzusichern. Und um ihr persönliches Gewissen zu beruhigen, ja auszuschalten. So wird dann bei jedem Kopfschmerz gleich ein Computertomogramm angefertigt und ähnlich Überzogenes.

Doch wenden wir uns wieder dem Patienten zu. Aus welchen Kräften heraus soll ihm denn plötzlich ein neuer Lebenssinn wachsen? Geht das von selbst, nur mit ein bisschen düngen und gießen durch die Therapeuten? Zunächst einmal ist zu bemerken, dass das Ertragen von Leid Fähigkeiten erfordert, deren Erwerb Arbeit kostet. Arbeiten an der eigenen Person, die im Wesen des Erkrankten und in seinen Handlungen sichtbar werden müssen. Die Eigenschaften, von denen ich hier spreche, sind heute unmodern. Die Vokabeln sind unseren Kindern und Enkeln oft schon nicht mehr geläufig. Wer weiß heute von den Kindern noch was Redlichkeit ist? Ich denke an die klassischen Kardinaltugenden: Geduld, Tapferkeit, Gerechtigkeit, Besonnenheit, Weisheit. Oder an die in der Bibel genannten Tugenden: Glaube, Liebe, Hoffnung und jene so wichtige und so unbekannte Tugend Barmherzigkeit.

Diese Tugenden müssen erlernt werden. Alles Lernen aber ist üben. Ob wir radfahren, schwimmen oder Schachspielen lernen, wir müssen üben, bevor wir es können. So bedarf auch das Sorgenbekämpfen einer Übung, wie auch das Einschlafen und auch das Erwerben von Weltzuversicht.

Verbündeter beim Lernen und Üben ist vor allem die Zeit. Nehmen wir sie uns, die Zeit. Lassen wir uns nicht unter den Imperativ der raschen Heilung setzen. Glauben wir nicht, dass heute noch alles gelöst werden muss. Freuen wir uns doch über die kleinen Schritte. Die Zeit ist das kostbarste und unwiederbringlichste Gut, über das wir verfügen. Beunruhigt müssen wir nur über verlorene Zeit sein. „Verloren wäre nur die Zeit", so sagt Dietrich Bonhoeffer[159], „in der wir nicht als Menschen gelebt, Erfahrungen gemacht, gelernt, geschaffen, genossen und gelitten hätten." Ich betone noch einmal: Auch die durchlittene Zeit ist nicht verloren!

Ich fragte nach den Kräften, die neuen Lebenssinn im Leidenden entstehen lassen. Welche Kräfte sind es, die beim Auftreten einer Krankheit seelisch im Menschen wirken?

Wir können es deutlich sehen, wenn wir einen Schwerkranken während seiner Behandlung beobachten. Wird einem Kranken, etwa bei der Feststellung einer bösartigen Erkrankung diese schwerwiegende Diagnose eröffnet, so erleidet er zunächst einen „Diagnose-Schock“. Offenbar wird dadurch ein tieferes Bewusstsein eröffnet. Der Patient stürzt aus der normalen Lebenswirklichkeit in eine existentielle Krise und erlebt dabei die Dimension der wohl größten Polarität, die wir Menschen erleben können: die Polarität von Leben und Tod. Zunächst einmal gerät er in eine Starre, die diese schlimme Diagnose in ihm ausgelöst hat. Das ist eine Notfallreaktion des Körpers, ein Stück Krisenmanagement. Wie durch eine Glaswand sieht er die Gesunden von sich, dem Kranken, getrennt. Er erlebt sich selbst als Gezeichneten, oder auch als Gestraften, als Ausgegrenzten und Benachteiligten.

Ob die Suche nach einem Sinn der Krankheit dem Betroffenen schon jetzt, in diesem Stadium seiner Erschütterung helfen kann, vermag ich nicht zu sagen. Als Arzt oder Krankenschwester, als Sozialarbeiter, Gesundheitsberater oder Familienmitglied, als Freund oder Seelsorger sollten wir ihm aber behutsam klar machen, dass ihm die Krankheit jetzt in seiner Lebensbiographie einen neuen Weg weisen wird.

Von den Tugenden der Helfer und von den zu erlernenden Tugenden der Kranken haben wir gesprochen. Das Überwinden der Krankheit und die Gesundung mit Gewinn eines neuen Lebenssinns ist nun nicht nur allein von diesen Dingen abhängig. Auch nicht vom Einsatz von Medikamenten und technischen Verfahren. Die eingangs zitierte Studie über die Kranken mit Speiseröhrenkrebs zeigte das ganz klar. Etwas, das wir noch nicht besprochen haben: die kundige Mitarbeit des Patienten.

Die traditionelle Medizin ist ja körperorientiert, ja sogar organorientiert und auf Details spezialisiert. Indem sie die Krankheit zu objektivieren versucht, löst sie sich vom Kranken, vom Menschen. Dessen Mithilfe beim Heilen ist daher nicht sonderlich gefragt. Und doch brauchen wir sie dringend. Nun müssen wir wissen, dass das Nichtlösen dieser vorhin besprochen Diagnose-Schock-Starre den Erkrankten in einem hilflosen, leidenden, depressiven Zustand belassen kann. Er braucht Hilfe, Mithilfe, Selbsthilfe. Unter dieser Mithilfe verstehe ich die vernünftige Mitentscheidung des behutsam aufgeklärten Patienten in den therapeutischen Schritten. Dahin gehört das ganze Problem der Diagnose Aufklärung. „Sagen wir nun der Mutter, dass sie Krebs hat? Oder nicht?!“ Dafür gibt es kein Patentrezept. Aber eins ist sicher: Nur wenn wir den Patienten so führen, dass wir ihm die therapeutischen Schritte in vernünftigem Rahmen erklären und damit auch seine eigene verantwortungsvolle Mitarbeit einbauen in das Heilungskonzept, wird uns mit der Krankheitsüberwindung auch ein über das normale Maß hinausgehender Zuwachs an Lebenszufriedenheit gelingen.

Dort, wo wir früher Krankheitssanierung lediglich quantitativ als Schadensminimierung betrieben haben, wird dann als neues Therapieziel die Steigerung der Lebensqualität ganz in den Vordergrund gerückt. Etwas plakativ ausgedrückt müsste man sagen: Früher haben wir den Krebs behandelt, heute behandeln wir den Krebs im Patienten. Noch wünschenswerter ist es, den Patienten zu behandeln, der Krebs hat. Und als Therapie setzen wir nicht mehr nur Stahl und Strahl ein, sondern den Menschen. In Nigeria (und anderen Ländern in ähnlicher Form) gibt es ein Sprichwort, das heißt: Der Mensch ist die Therapie des Menschen!

Unendlich wird gelitten, täglich, ungetröstet. Es gibt tägliches Leid, das oft nicht zu beseitigen ist. Ihm kann man nur eine andere Dimension zuweisen. Denken wir einmal an das Wunder von Lourdes. Worin besteht es? Das Wunder und die Größe von Lourdes liegt nicht in der Zahl der dort scheinbar oder wirklich Geheilten, sondern in der Heiterkeit der zurückfahrenden Nichtgeheilten. Wenn Gott hier in Lourdes manche geheilt hat, und mich nicht, so sagen die Nichtgeheilten, dann wird das seinen Grund, einen Sinn haben. Das tröstet. So liegt das Wunder in einem Ankommen in einem zufriedenen, sinnerfüllten Zustand, nachdem alle anderen Befriedungsmöglichkeiten genommen worden sind.

Wir müssen also neben der Aufgabe, Leid zu lindern und zu beseitigen, alles daran setzten, in dem Leidenden eine Verwandlung zu bewirken. Weil wir manches Leid nicht ändern und auch nicht stellvertretend übernehmen können. Wir fangen an, uns heilsam einzumischen. Wir müssen die eigene Resignation überwinden und dazwischen gehen. Das gilt insbesondere bei dem kleinen und abwendbaren Leid. Und wir setzen alles daran, dem Leid hier und jetzt den Stachel der Ausweglosigkeit und der Negativität zu ziehen. Weil wir wissen, dass dadurch der Sinn sichtbar wird.

Ich hatte anfangs das Gedicht von Richard Dehmel gelesen. Aber es war nur erste der beiden Verse. Jetzt ist es an der Zeit, das Gedicht ganz zu lesen. Denn der zweite Vers gibt uns eine begründete Handlungsanweisung: Trinken wir das Leid, obwohl es uns finster bedroht, so kommen wir zum Licht, zu großer neuer Erkenntnis. Das ganze Gedicht lautet so:

Es ist ein Brunnen, der heißt Leid,
draus fließt die lautre Seligkeit.
Doch wer nur in den Brunnen schaut,
den graut.
Er sieht im tiefen Wasserschacht
sein lichtes Bild umrahmt von Nacht.
O trinke! Da zerrinnt dein Bild:
Licht quillt.

Wir wissen, dass wir für die Wohlfahrt und Fortentwicklung der Menschheit diejenigen brauchen, die durch Leid gegangen sind, denen dieses Licht quillt. Diejenigen, denen durch Leid der sichere Boden der Existenz fortgezogen ist. Sie sind die Schöpfer des Zukünftigen. Aus ihnen rekrutiert sich auch eine Gruppe von Menschen, die sich nicht nur um ihr eigenes Fortkommen kümmern, sondern einen großen Teil ihrer Kraft anderen Mitmenschen widmen, auch denen, die leiden.

„Krankheit", so sagt Dorothee Sölle[160] „ist eine großartige Gelegenheit, innerlich zu wachsen und sich für neue Aufgaben vorzubereiten. Spüren wir nicht gerade während der Krankheit, wie Gott mit uns an der Arbeit ist?" Und Hans Castorp im „Zauberberg" von Thomas Mann sagt: „Krankheit macht den Menschen edel und klug und befreit ihn von dem Alltäglichen."

Sinn in der Krankheit, Sinn im Leiden kann eigentlich nur sein, dass am Ende kein Leid mehr da ist. Zu Hiob gehört auch das Ende der Geschichte, wo er alles wiederbekommt. Joseph Roth hat dieses biblische Thema von Hiob in einem Roman[161] großartig bearbeitet. Hunger ist nur dann voller Sinn, wenn er uns zum Essen bringt und auch Essen da ist. Die Christen wissen das. Denn alle christliche Hoffnung richtet sich auf das Ende des Leides. Im Brief des Apostel Paulus an die Gemeinde in Rom heißt es[162]: „Denn ich bin überzeugt, dass dieser Zeit Leiden nicht ins Gewicht fallen gegenüber der Herrlichkeit, die an uns offenbart werden soll". Und da heißt es doch, und so lesen es die Christen: Die künftige Herrlichkeit, die Gott für uns bereit hält, ist so groß, dass alles, was wir jetzt erleiden, was uns diese Lebenszeit auf der Erde bringt, in keinem Verhältnis zu dem herrlichen Paradies steht, in das wir kommen werden. Christliche Hoffnung richtet sich allerdings nicht exklusiv auf das Ende des Leides, sondern auf die Vollendung des Lebens. Sie ereignet sich nach geduldigem Warten auf Hilfen und Wendungen, die den Menschen von dem betriebsamen und oft quälenden Lauf der Dinge erlösen.

Das äußere Schicksal ist nicht entscheidend für die innere Zufriedenheit. „Ich weinte, weil ich keine Schuhe hatte, bis ich einen fand, der weinte, weil er keine Füße hatte“, ist ein berühmtes Zitat. Hypochondrische Beschwerden vergehen sofort, wenn uns das Schicksal große Aufgaben zuwirft. Wir müssen uns also, um solcher Beschwerden ledig zu werden, solche Aufgaben selbst stellen. Vielleicht gelingt uns dann das Besiegen des Leides besser. Martin Luther King[163] hat einen sehr beeindruckenden Satz gesagt. Als farbiger Mitmensch, sagte er stellvertretend für seine wegen ihrer Hautfarbe unterdrückten Brüder und Schwestern, zu seinen sie unterdrückenden weißen Mitmenschen: „Wir werden Eure Fähigkeit, Leiden zuzufügen, durch unsere Fähigkeit, Leiden zu ertragen, übertreffen und besiegen“. Auch er hält also die Fähigkeit, Leid zu ertragen, für trainierbar.

„Alles geben die Götter, die unendlichen, ihren Lieblingen ganz. Alle die Freuden, die unendlichen, alle die Schmerzen, die unendlichen, ganz.“ So hat es Goethe gesagt. Wir müssen damit umgehen.

Und bitten dürfen wir vielleicht nur um ein gerechtes Maß des Leidens, so wie es Eduard Mörike[164] in seinem Gedicht „Gebet“ gesagt hat:

Herr! Schicke, was du willst,
Ein Liebes oder Leides;
Ich bin vergnügt, daß beides
Aus deinen Händen quillt.
Wollest mit Freuden
Und wollest mit Leiden
Mich nicht überschütten!
Doch in der Mitten
Liegt holdes Bescheiden.

Anmerkungen:

Von Medizinern und Ärzten

1 Hippokrates, 460 – 377 v. Chr., griechischer Arzt, Begründer der klassischen Medizin.
Der „Eid des Hippokrates“ ist noch heute gültiges sittliches Grundgesetz des Arztberufs.

2 Galen 129 – 199 n. Chr., bedeutendster Arzt des römischen Zeitalters.

3 Hier und im Folgenden stütze ich mich häufig auf das Buch „Die Heilkunst der Mönche“ von Lucia Glahn, (Heyne/List, München 2003) herausgegeben von Peter Seewald, mit dem ich in mehreren persönlichen Gesprächen dieses Thema bedenken konnte. Zitate sind nicht immer im Einzelnen kenntlich gemacht.

4 Titus Flavius Clemens, griechisch: Klemens Alexandreus geb. um 150 in Athen, gest. um 215 in Kappadozien. Griechischer Theologe und Kirchenschriftsteller.

5 Benedikt von Nursia, 480 – 547, Mitbegründer des abendländischen Mönchstums, Verfasser der „Regula St. Benedictini“.

6 Hildegard von Bingen, geb. um 1100, gest. 17. 09. 1179.

7 Walahfrid von der Reichenau, genannt Strabo (der Schielende), 808 – 849, Benediktinermönch, Abt des Klosters Reichenau, Botaniker, Dichter, Diplomat.

8 Similia similibus curentur, Ähnliches mit Ähnlichem heilen. Samuel Hahnemann, 1755 – 1843, in seinem Werk „Organon der rationellen Heilkunde“ 1810.

9 Die Regel des Hl. Benedikt, 15. Auflage 1990, Beuron.

10 EKL – Evangelisches Kirchenlexikon, Vandenhoek und Rupprecht, Göttingen 1989.

11 Edith Stein, Ordensname Teresia Benedicta a Cruce, 1891 (Breslau) – 1942 (KZ Auschwitz), deutsche Philosophin aus orthodox jüdischer Familie, 1922 Katholikin, 1933 Karmeliterin in Köln, 1938 in Echt (NL).

12 Johannes Heinrich Schulz, 1884 (Göttingen) – 1970 (Berlin), deutscher Psychiater, Direktor des Berliner Instituts für Psychotherapie. Führte das „Autogene Training“ als Behandlungsmethode ein.

13 Die Zeit Nr. 37, 9. 9. 2010 S. 33. Wissen: Wehe! Wehe! von Harro Albrecht.

14 Alternativmedizinische Behandlungsmethode, Anfang des 20. Jahrhunderts von Mika Usui in Japan entwickelt.

15 Qigong (deutsch eher Chigong), jahrtausende alte chinesische Methode zur

Meditation, Konzentration und bewussten Bewegung. In den 50er Jahren des letzten Jahrhunderts in die Gesundheitsfürsorge eingeführt.

16 Wissenschaftlich nicht anerkanntes, esoterisches Diagnose- und Therapieverfahren. Um 1960 vom amerikanischen Chiropraktiker George Goodheart (1918 – 2008) entwickelt.

17 Prof. Dr. Arthur Jores, 1901 – 1982, deutscher Arzt, Internist und Endokrinologe in Hamburg, Mitbegründer der wissenschaftlichen Psychosomatik.

18 Thesen aus der Hamburger Rektoratsrede von Arthur Jores, aus Die Zeit Nr. 47 vom 23. 11. 1950, S. 4.

19 An dieser Stelle möchte ich Roberto Rotondo herzlich danken, der die Mitglieder der GGB durch seine Ausführungen während der Tagung in Lahnstein (28. 03. 1998), in der Zeitschrift Der Gesundheitsberater und beim Gesprächskreis GELB in Bockhorn (05. 05. 1998) schon sehr zeitig, mutig und schonungslos auf die Problematik der Organtransplantationen aufmerksam gemacht hat.

20 Reinhard Lassek in Die Lebenden und die Toten. Ist Organspende Nächstenliebe?, NDR Glaubenssachen, 20. 02. 2011.

21 Prof. Dr. med. Linus Geisler, em. Chefarzt der Inneren Abteilung des St.-Barbara-Hospitals in Gladbeck, ehem. Mitglied der Enquete-Kommission „Ethik und Recht in der modernen Medizin" des Deutschen Bundestages, zitiert nach 20.

22 Paracelsus, eigentlich Aureolus Theophrastus Bombastus von Hohenheim, 1493 – 1541, deutscher Arzt und Naturforscher. Begründer der neueren Heilmittellehre. Erkannte die Bedeutung der physikalischen und chemischen Grundlagen alles Lebendigen.

23 Werner Bergengruen, 1892 – 1964, deutsch-baltischer Schriftsteller, aus: Die heile Welt, Gedichte, Nymphenburger, S. 101.

24 Zitiert nach Anm. 12.

25 Gesundheitsmanagement.kenline.de.

26 Monika Renz: Spiritualität – wesentliche Dimensionen gelingender Psychotherapie, Beitrag auf den Baseler Psychotherapietagen 2001, Couch oder Kirche?, Psychotherapie und Religion – zwei mögliche Wege auf der Suche nach Sinn.

Werteverfall, Werteverlust oder Wertewandel

27 Die Zeit Nr. 7, 11. 02. 2010, S. 2.

28 Ebd.

29 GGB-Frühjahrstagung Lahnstein 27. 03. 2009, Dr. Henning Scherf: Grau ist bunt – Was im Alter möglich ist.

30 Ingeborg Weber-Kellermann: Die Familie, Insel Verlag, Frankfurt 1977, S. 283.
31 Stephenie Meyer: Bis(s) zum Morgengrauen, Carlssen 2006, (Originaltitel OT: Twilight, 2005).
32 Weitere Bände: (2.) Bis(s) zur Mittagsstunde, 2007, (OT: New Moon 2006), (3.) Bis(s) zum Abendrot, 2008 (OT: Eclipse 2007), (4.) Bis(s) zum Ende der Nacht, 2009 (OT: Breaking Dawn 2008).
33 „Und erlöse uns von unseren Trieben", Publik-Forum 13-2010, S. 31ff.
34 Programm 2010/2011 der Evang. Familienbildungsstätte Wilhelmshaven, S. 27.
35 Umfrage der GfK Marktforschung, Nürnberg, zitiert nach dpa in der NWZ Oldenburg, 10. 06. 2010.
36 Zitiert nach dpa Juli 2010, NWZ Oldenburg, Gaby Schneider-Schelling.
37 Zitiert nach der EZ – Evangelische Zeitung, Hannover, Juni 2010.
38 NWZ Oldenburg Nr. 186, S. 2, vom 11.08.2010, zitiert als EPD Meldung.
39 Gespräch im Kloster Amelungsborn, Oktober 2008.
40 Zitiert nach Franz Alt: Mein Freund der Dalai Lama, in Provo 2/2010 bei Publik-Forum.
41 Elisabeth Noelle-Neumann: Die Gefahr des Werteverfalls, zitiert nach Wikipedia „Wertewandel".
42 Studie des Max-Planck-Instituts für demographische Forschung, Rostock. Zitiert nach einer dpa Meldung im Juli 2010, NWZ Oldenburg.
43 NWZ Oldenburg, Nr. 184, S. 6, 09.08.2010.
44 Vortrag auf der Herbsttagung der GGB in Lahnstein, 24.10.2009, Sonnige Aussichten, Wie Klimaschutz zum Gewinn für alle wird.
45 Zitiert nach epd, EZ Hannover, eine Ausgabe im Juli 2010, S. 15.
46 Max Otto Bruker, 1909 – 2001, deutscher Ganzheitsmediziner.
47 Frühjahrstagung der GGB Lahnstein 27.03.2010. Vom Umgang mit dem Tod in der modernen Gesellschaft.
48 Dag Hammarskjöld, 1905 – 1961, UN-Generalsekretär 1953 – 1961, Friedensnobelpreis posthum 1961.
49 Ernst Wiechert: Das einfache Leben, Langen Müller, München 1939.
50 Eli Schmidt, Bad Tölz in Die Zeit 05.08.2010.
51 Julia Onken: Freundschaft mit sich schließen, Vortrag auf der GGB-Frühjahrstagung 28.03.2009, Lahnstein.
52 Knut Hamsun, 1859 – 1952, norwegischer Schriftsteller, Literaturnobelpreis 1920.
53 Knut Hamsun: Segen der Erde, München 1951.
54 Petra Altmann: Vom Wert der Werte, Radius, 2010.

55 Zitiert nach Ursula Nuber: Die Geheimnisse der Kinder, Psychologie heute 10/2007, S. 34 ff.

56 Ebd.

57 J. W. Goethe: Iphigenie, 1787, 3,1.

58 Siehe auch Beitrag *Die fatale Kürze des menschlichen Lebens* in diesem Buch, S. 157.

59 Siehe auch Beitrag *Vom Sinn der Krankheit* in diesem Buch, S. 193.

60 Aus Bucka: Wahrheit und Wahrhaftigkeit, http://www.bucka.dk/Site_De/Themen/Wahrheit4site.htm.

61 Zu diesem Thema Zitate aus: Prof. Dr. Andreas S. Lübbe: Breaking Bad News oder zur Wahrheit und Wahrhaftigkeit, Paderborn 2007.

62 Zitiert nach Bucka, s. o. Anm. 60.

63 Mathias Jung: Das sprachlose Paar – Wege aus der Krise, emu-Verlag, Lahnstein 1996.

64 Deutsches Ärzteblatt 2007; 104 (12):A770-4.

65 Der Gesundheitsberater, Lahnstein, Juli 2007.

66 Bertolt Brecht: Leben des Galilei.

67 Hans-Ulrich Grimm: Die Suppe lügt, München 1999, S. 14.

68 Ebd.

69 Siehe auch Beitrag *Den Verführern auf den Leim gekrochen* in diesem Buch S. 127.

70 Mt. 5, 37.

71 Joh. 14, 6.

72 Joh. 18, 38.

73 1. Mose 3,5.

74 Horaz: Carmina 1, 24, 7.

75 2. Mose 20,16.

76 Barbara Gierull: „Das 9. Gebot – Vom Lebenskonzept zum Leben durch Wahrheit und Wahrhaftigkeit. Bochum, 2000.

77 Sacharja 8, 16 – 17

78 M. Buber, F. Rosenzweig: Bücher der Kündung, Heidelberg 1992, S. 739.

79 Prof. Dr. Magonet, mdl. Mitteilung.

80 Zitiert nach Sonja Schulz, Deutschlandradio, 07.03.2004 19:05 Wahrhaftigkeit.

81 Der Spiegel, 9/2008, S. 22.

82 Hannah Arendt,1906 – 1975, deutsch-amerikanische politische Publizistin.

83 S. o., Schulz, Sonja, Anm. 80.

84 Nach Roland Gerste, Pressenotiz aus Washington.

85 Paul Watzlawick, 1921 – 2007, österreichisch-amerikanischer Psychotherapeut und Autor.
86 Michael Kohlhaas, Novelle von Heinrich von Kleist, 1808.
87 Der Spiegel, 9/2008, S. 22.
88 Gotthold Ephraim Lessing, Eine Duplik, Werke 6 147 – 8
89 Sokrates, 470 – 399 v. Chr., griechischer Philosoph.
90 Hilde Domin, 1909 – 2006, deutsche Schriftstellerin und Lyrikerin.

Was uns der Arzt nicht sagt

91 Das begeistert aufgenommene Rollenspiel gestalteten die Gesundheitsberaterinnen (GGB) Etta Rademacher-Tammeus (Krummhörn) und Kristina Rodiek jetzt Lohrberg (Rastede) zusammen mit dem Referenten.
92 Bernhard Lown: Die verlorene Kunst des Heilens – Anleitung zum Umdenken. Schattauer, Stuttgart 2002.
93 Linus Geisler: Arzt und Patient – Begegnung im Gespräch. Pharma-Verlag, Frankfurt a. M.
94 Siehe Beitrag *Den Verführern auf den Leim gekrochen* in diesem Buch, S. 127.
95 Prof. Dr. med. Werner Kollath, 1892 – 1970, deutscher Arzt, Hygieniker und Ernährungswissenschaftler.
96 Prof. Dr. med. August Bier, 1861 – 1949, deutscher Arzt, Chirurg.

Den Verführen auf den Leim gekrochen

97 Bei dem Vortrag wurden 53 Folien gezeigt, die zum Text passend, beispielhaft Werbeaussagen vorführten.
98 Rainer Gries: Ins Gehirn der Masse kriechen! Werbung und Mentalitätsgeschichte. Rainer Gries, Volker Ilgen, Dirk Schindelbeck. Wiss. Buchges. Darmstadt, 1995.
99 Wolfgang Schmidbauer: Jetzt haben, später zahlen. Die seelischen Folgen der Konsumgesellschaft. Rowohlt, Reinbek bei Hamburg, 1995.
100 Frédéric Beigbeder: Neununddreißig neunzig. Rowohlt, Reinbek bei Hamburg, 2001.
101 Gerhard Schulze: Kulissen des Glücks. Streifzüge durch die Eventkultur. Campus Verlag, Frankfurt a. M./New York, 1999.
102 Ebd.
103 Siehe Beitrag *Die fatale Kürze des menschlichen Lebens* in diesem Buch, S. 157.

104 Hans-Ulrich Grimm: Die Suppe lügt. Die schöne neue Welt des Essens. Klett-Cotta, Stuttgart, 1997.
105 Dieter Urban: Kauf mich! Visuelle Rhetorik in der Werbung. Schäffer-Poeschel, Stuttgart, 1995.
106 S. o. Anm. 99.
107 Machtworte des Zeitgeistes, hrsg. von Klaus Hofmeister; Lothar Bauerochse. Echter-Verlag, Würzburg, 2001.
108 Ebd.
109 Charles Baudelaire, 1821 – 1867, französischer Lyriker.
110 Max Otto Bruker: Unsere Nahrung – unser Schicksal. Emu-Verlag, Lahnstein, 1986.

Die fatale Kürze des menschlichen Lebens

111 Zu diesem Vortrag wurden 29 den Text erklärende Lichtbilder gezeigt.
112 Marianne Gronemeyer: Das Leben als letzte Gelegenheit. Sicherheitsbedürfnisse und Zeitknappheit. Wiss. Buchges., Darmstadt, 1993.
113 Michael Ende: Momo oder die seltsame Geschichte von den Zeitdieben und von dem Kind, das den Menschen die gestohlene Zeit zurückbrachte. Thienemanns, Stuttgart, 1973.
114 Karl Barth, 1886 – 1968, protestantischer Theologe.
115 Arno Borst: Lebensformen im Mittelalter, Frankfurt a. M./Berlin/Wien 1980, S. 81, zitiert nach Gronemeyer, S.79.
116 Über dieses Bild hat Dr. Dr. Joachim Kahl auf der Herbsttagung der GGB am 17. Oktober 1992 in Lahnstein eine Bildmeditation gehalten.
117 Gronemeyer, S. 91 f.
118 Giovanni Boccacio, 1313 – 1375, italienischer Dichter und Humanist.
119 Notker „balbulus“, 840 – 912, Mönch in St. Gallen.
120 Heinrich v. Melk, um 1160, mittelhochdeutscher Dichter.
121 HAP Grieshaber, 1909 – 1981, deutscher Graphiker und Maler.
122 René Descartes 1596 – 1650, franz. Philosoph.
123 Gronemeyer, S. 99.
124 Gronemeyer, S. 107.
125 Gronemeyer, S. 116.
126 Dr. Franz Alt: Mobil ohne Auto. Neue Verkehrswege in der Zukunft, Vortrag auf der GGB-Herbsttagung am 15. Oktober 1994.
127 Paul Virilio: Rasender Stillstand. München/Wien, 1992.
128 Friedrich Dürrenmatt, 1921 – 1990, Schweizer zeitkritischer Dramatiker.
129 Sten Nadolny: Die Entdeckung der Langsamkeit, Piper, München, 1983.
130 Aldous Huxley, 1894 – 1963, britischer Schriftsteller, in die USA ausgewan-

dert, schrieb 1932 das Buch Brave New World, das 1953 als Schöne neue Welt in Deutschland erschien.

131 Joachim Hensel: Mut zur Muße, Der Gesundheitsberater 10/1993, S. 10.

132 Jonathan Swift, 1667–1745, irischer Schriftsteller.

Vom Sinn der Krankheit

133 Unter den Titel Vom Sinn des Leidens. Gedanken eines Arztes zum Umgang mit Krankheit, Leid und Tod. Mit einem Geleitwort von Dr. med. M. O. Bruker ist dieser Vortrag mit verändertem und erweitertem Inhalt und mit mehreren Glossen aus der Zeitschrift Der Gesundheitsberater und zum Text passenden Zitaten als Buch erschienen im emu Verlag Lahnstein; 1. Aufl. 1994, 2. Aufl. 1995.

Diesem Aufsatz hier liegt das Redemanuskript des Lahnsteiner Vortrags zugrunde. Es war nach 17 Jahren leider nicht mehr möglich, die Herkunft aller Zitate zu nennen, da die Quellen im Redemanuskript nicht exakt angegeben waren. Eine schriftliche Veröffentlichung war damals nicht vorgesehen.

134 Marie von Ebner-Eschenbach, 1830–1916, österreichische Schriftstellerin.

135 Heinrich Seuse, 1295–1366, deutscher Mystiker und Wanderprediger, Schüler Eckhardts.

136 Tschingis Aitmatow, 1928–2008, kirgisischer Schriftsteller.

137 Prof. Dr. Dr. hc. Hermann Spieckermann, geb. 1950, Professor für Altes Testament in Hamburg (jetzt Göttingen).

138 Rudolf Steiner, 1861–1925, österreichischer Goetheforscher, Begründer der Anthroposophie.

139 Antoine de Saint-Exupéry, 1900–1944, französischer Dichter.

140 Richard Dehmel, 1863–1920, deutscher impressionistischer Lyriker.

141 Voltaire, eigentl. Francois-Marie Arouet, 1694–1778, französischer Philosoph, Historiker u. Dichter.

142 Gertrud von le Fort, 1876–1971, deutsche Dichterin.

143 Zeilen aus Strophe 9 des Kirchenlieds Oh Haupt voll Blut und Wunden. Text von Paul Gerhardt 1656, Evangelisches Gesangbuch Nr. 85.

144 Elisabeth Kübler-Ross, 1926–2004, schweizerisch-US-amerikanische Psychiaterin.

145 Eugen Roth, 1895–1976, deutscher Schriftsteller.

146 Die Bibel, Neues Testament. Evangelium nach Johannes, 5, 8, Luther-Übersetzung.

147 Ebd.: Der Brief des Paulus an die Römer, 9, 20, Luther-Übersetzung.

148 Gisbert Greshake, *1933, römisch-katholischer Theologe und Professor für Dogmatik.

149 Gisbert Greshake: Der Preis der Liebe. Besinnung über das Leid. Herder, Freiburg, 1978.

150 Immanuel Kant, 1724 – 1804, deutscher Philosoph.

151 Sinclair Lewis, 1885 – 1951, amerikanischer Schriftsteller, Satiriker, Nobelpreis 1930.

152 Marcus Aurelius, 161 – 180 n. Chr. römischer Kaiser, schrieb „Selbstbetrachtungen".

153 Elisabeth Kübler-Ross: Leben und Sterben – Sterbehilfe, Vortrag auf der GGB-Herbsttagung im Pilgerzelt Schönstatt, Vallendar bei Koblenz, 24. Oktober 1987.

154 S. Huseboe, E. Klaschik: Palliativmedizin. Praktische Einführung in Schmerztherapie, Ethik und Kommunikation, Springer, Berlin/Heidelberg, 2000.

155 Siehe Beitrag *Von Medizinern und Ärzten* in diesem Buch, S. 11.

156 Prof. Dr. Julius Hackethal, 1921 – 1997, deutscher Chirurg.

157 Carl Ransom Rogers, 1902 – 1987, amerikanischer Psychiater und Psychotherapeut.

158 Der Arzt, sein Tod und der Tod seiner Patienten, Tagung der Familiaritas mit Ärzten im evangelisch-lutherischen Zisterzienserkloster Amelungsborn, Leitung Prof. Dr. Richard Toellner, 25. – 27. August 1989.

159 Dietrich Bonhoeffer, 1906 –1945, evangelischer Theologe, NS-Widerstandskämpfer, im KZ hingerichtet.

160 Prof. Dr. Dorothee Steffensky-Sölle, 1929 – 2003, evangelische feministische Theologin.

161 Joseph Roth, 1894 – 1939, österreichischer Journalist und Schriftsteller: Hiob. Roman eines einfachen Mannes, 1930.

162 Die Bibel, Neues Testament. Der Brief des Paulus an die Römer 8,18, Luther-Übersetzung.

163 Martin Luther King, 1929 – 1968, amerikanischer Geistlicher, Friedensnobelpreisträger.

164 Eduard Mörike, 1804 – 1875, deutscher Dichter.

Bildnachweis

Seite:

(Alle Aquarelle von Joachim Hensel aus den Jahren 2001 – 2010)

Schlusswort des Verlags

Seit über 30 Jahren veranstaltet die gemeinnützige Gesellschaft für Gesundheitsberatung GGB e.V. ihre Frühjahrs- und Herbsttagungen. Über drei Tage wird das kleine Lahnstein am Rhein zu einem Mekka für gesundheitsbewusste und ökologisch interessierte Menschen. Rund 1000 Besucher informieren sich bei den Vorträgen hochkarätiger Referenten zu Ernährungs-, Medizin- und Umweltthemen – das Spektrum reicht von Atomkraft bis Biogarten, von Medizinskandalen über Gentechnik in Lebensmitteln bis zur Psychologie und therapeutischen Lebenshilfe.

Dr. med. Joachim Hensel gehört seit vielen Jahren zum Vorstand der GGB und führte über viele Jahrzehnte eine klassische Landarztpraxis in Norddeutschland. Er beschäftigt sich leidenschaftlich mit Literatur, Philosophie, Theologie und, wie wir bei der Erstellung dieses Buches erfahren haben, mit der Malerei.

Ein Verlag, ein Haus, eine Philosophie.

Millionen Bundesbürger kennen den kämpferischen Ganzheitsarzt Dr. Max Otto Bruker (1909–2001) aus dem Fernsehen, aus Vorträgen, durch den „Mundfunk“ überzeugter Patienten. Vor allem lesen sie aber die rund 30 Bücher des schwäbischen Humanisten und Seelenarztes. Mit einer Gesamtauflage von über drei Millionen Exemplaren ist Max Otto Bruker der wohl bedeutendste medizinische Erfolgsautor im deutschsprachigen Raum. Der – in der Nachfolge des Schweizer Reformarztes Bircher-Benner scherzhaft „Deutschlands Vollwertpapst“ genannte – Massenaufklärer, langjährige Klinikchef und Ernährungsspezialist lehrt zwei fundamentale Erkenntnisse Patienten wie Gesunden: Der Mensch wird krank, weil er sich falsch ernährt. Der Mensch wird krank, weil er falsch lebt.

Hinter den Erfolgstiteln des emu-Verlages steht ein bedeutender Forscher und Arzt, eine Bewegung, ein Haus und tausende Schülerinnen und Schüler. 1994 wurde das „Dr.-Max-Otto-Bruker-Haus“, das Zentrum für Gesundheit und ganzheitliche Lebensweise, auf der Lahnhöhe in Lahnstein bei Koblenz bezogen. Es stellt die äußere Krönung des Brukerschen Lebenswerkes dar: Der lichte Bau mit seinem Grasdach, den Sonnenkollektoren, seinen Seminarräumen, dem Foyer mit der Glaskuppel, dem liebevollen Biogarten und der Kneippanlage ist als Treffpunkt für all jene konzipiert, denen körperliche und seelische Gesundheit, ökologische und spirituelle Harmonie Herzensbedürfnis und Sehnsucht sind.

Hinter dem eleganten Halbmondkorpus mit dem markanten Grasdach verbirgt sich eine Begegnungsstätte für Gesundheitsbewusste, Seminarteilnehmer, Trost-, Ruhe- und Anregungsbedürftige.

Feste Termine:

Jeden Dienstag, 18.30 Uhr: Vortrag Dr. phil. Mathias Jung (Lebenshilfe und Philosophie)
Jeden Mittwoch, 10.30 Uhr: Fragestunde mit Dr. med. Jürgen Birmanns (Ärztlicher Rat aus ganzheitlicher Sicht)

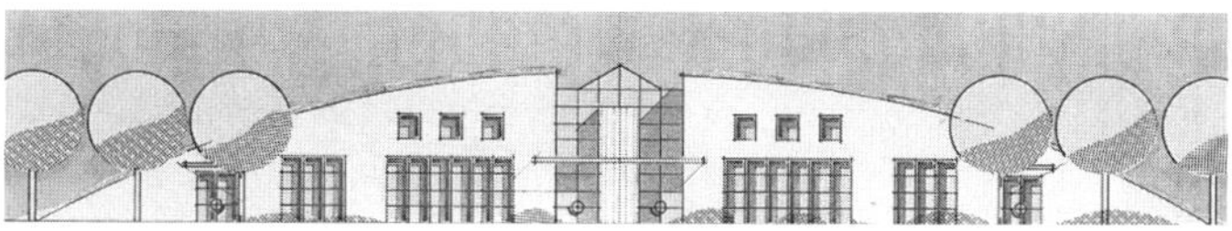

Das Dr.-Max-Otto-Bruker-Haus

Ausbildung Gesundheitsberater/in GGB
Lebensberatung/Frauen-, Männer- und Paargruppen

Die vitalstoffreiche Vollwertkost hat ihre Verbreitung, auch im klinischen Bereich, durch die unermüdliche Information und praktische Durchführung von Dr. M. O. Bruker gefunden. Um die Erkenntnisse gesunder Lebensführung und die durch falsche Ernährung provozierte Krankheitslawine ins öffentliche Bewusstsein zu rücken, bildet die von ihm 1978 gegründete „Gesellschaft für Gesundheitsberatung GGB e.V." ärztlich geprüfte Gesundheitsberaterinnen und Gesundheitsberater GGB aus. Über 5000 Frauen und Männer haben bislang die berufsbegleitende Ausbildung bestanden und wirken in Volkshochschulen, Bioläden, Lehrküchen, Krankenhäusern, ärztlichen Praxen, Krankenversicherungen und ähnlichen Bereichen.

Auf der Lahnhöhe erhalten sie durch das GGB-Expertenteam nicht nur eine sorgfältige Grundlagenausbildung über die vitalstoffreiche Vollwerternährung und den Krankmacher der „entnatürlichten" (denaturierten) Zivilisationsernährung (raffinierter Fabrikzucker, Auszugsmehle, fabrikatorische Öle und Fette, tierisches Eiweiß usw.), sondern gewinnen auch Einblick in die leibseelischen Zusammenhänge der Krankheiten.

Praxisseminare/Kochkurse

Das Dr.-Max-Otto-Bruker-Haus verfügt über eine Lehrküche sowie einen großen Kräutergarten. Hier werden zahlreiche vegetarische Koch- und Backkurse für eine moderne vitalstoffreiche Vollwertkost angeboten. Der Schwerpunkt liegt auf einer „alltagstauglichen" aber dennoch fantasievollen, gesunden Ernährung ohne Tiereiweiß.

Das Programm umfasst Einführungskurse in die vitalstoffreiche Vollwertkost, Brotbackkurse, Männerkochkurse, Weihnachtsbäckerei, einen Kurs „Kaltes Büfett" und seit 2011 auch Wildkräuterseminare (incl. Zubereitung von Wildkräutergerichten).

Anfragen zur Gesundheitsberater-Ausbildung wie zu allen weiteren Seminaren, den Selbsterfahrungsgruppen, Lebensberatung, Gestalt- und Paartherapie bei Dr. Mathias Jung und weiteren Tages- und Wochenendseminaren sowie Einzelberatung sind zu richten an die Gesellschaft für Gesundheitsberatung GGB e.V., Dr.-Max-Otto-Bruker-Str. 3, 56112 Lahnstein
(Tel.: 02621/917010, 917017, 917018, Fax: 02621/917033).
E-Mail: seminare@ggb-lahnstein.de
Internet: www.ggb-lahnstein.de

Fordern Sie ebenfalls ein kostenloses Probe-Exemplar der Zeitschrift „Der Gesundheitsberater" an.

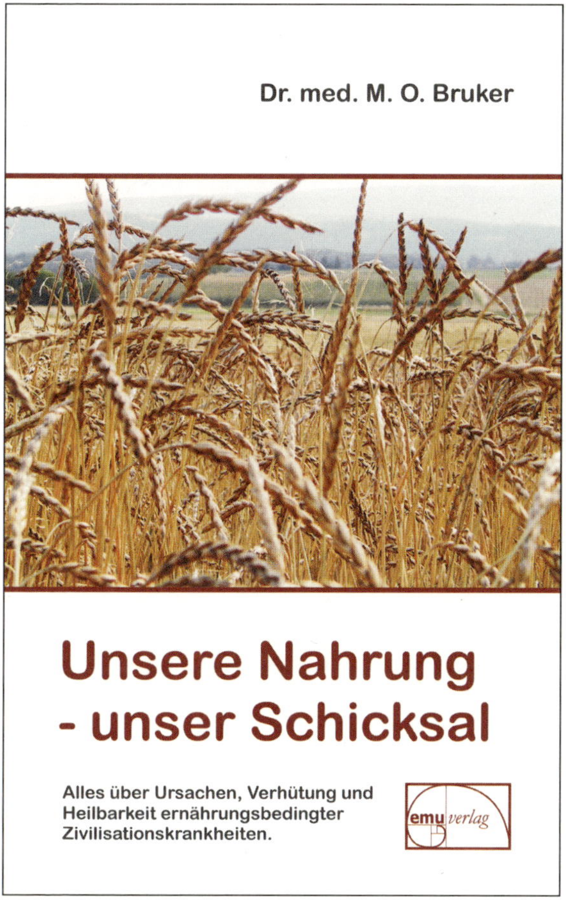

Unsere Nahrung – unser Schicksal
464 Seiten, gebunden
ISBN 978-3-89189-003-5
emu-Verlag

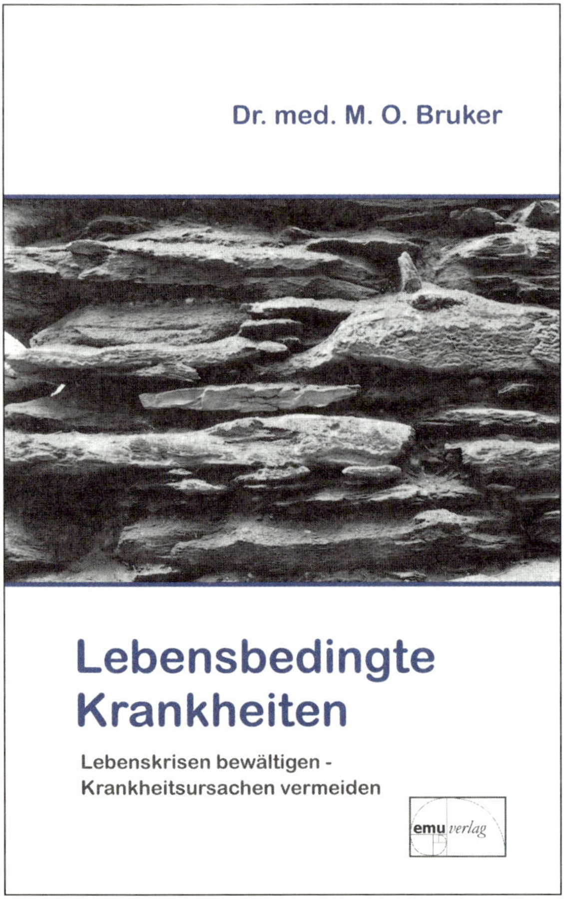
Dr. med. M. O. Bruker
Lebensbedingte Krankheiten
Lebenskrisen bewältigen -
Krankheitsursachen vermeiden
emu verlag

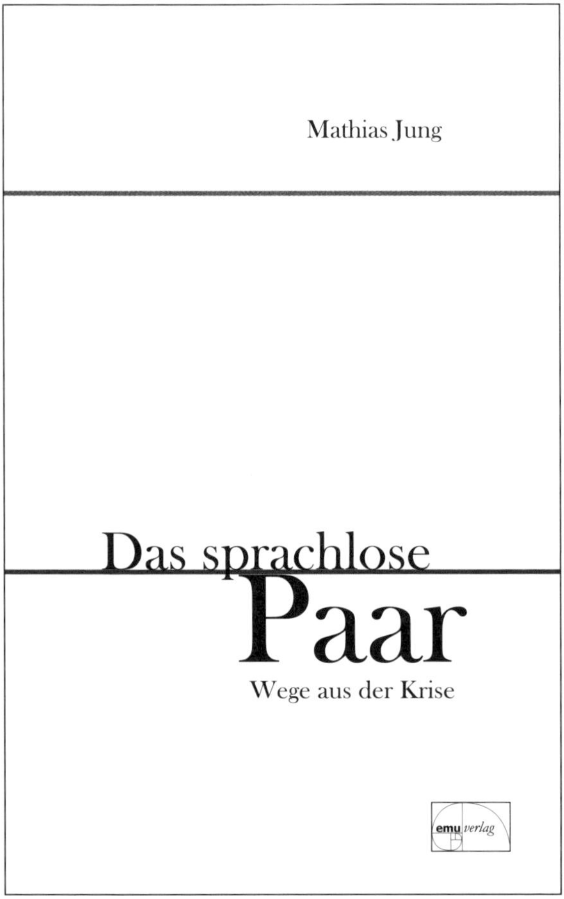

Das sprachlose Paar
Wege aus der Krise
248 Seiten, gebunden
ISBN 978-3-89189-066-0
emu-Verlag

Die blaue Reihe

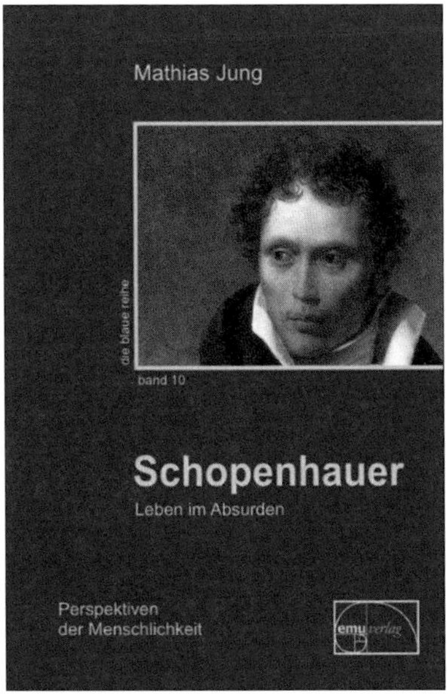

Band 10:
Schopenhauer
Leben im Absurden
128 Seiten, gebunden
ISBN 978-3-89189-189-6
emu-Verlag

Weitere Bände im emu-Verlag erhältlich:

Band 1:
Sokrates
Tod, wo ist dein Stachel?
168 Seiten, gebunden
ISBN 978-3-89189-080-6

Band 2:
Seneca
Wege zur inneren Freiheit
183 Seiten, gebunden
ISBN 978-3-89189-091-2

Band 3:
Augustinus
Das Drama von Glauben und Vernunft
190 Seiten, gebunden
ISBN 978-3-89189-101-8

Band 4:
Montaigne
Das Leben als Meisterstück
216 Seiten, gebunden
ISBN 978-3-89189-107-0

Band 5:
Spinoza
Gott ist Natur – Natur ist Gott
223 Seiten, gebunden
ISBN 978-3-89189-112-4

Band 6:
Hume
Die englische Aufklärung
207 Seiten, gebunden
ISBN 978-3-89189-130-8

Band 7:
Voltaire
Die Waffe des Geistes
211 Seiten, gebunden
ISBN 978-3-89189-156-8

Band 8:
Kant
Die Revolution der Vernunft
252 Seiten, gebunden
ISBN 978-3-89189-174-2

Band 9:
Feuerbach
Wie Gott gemacht wurde
232 Seiten, gebunden
ISBN 978-3-89189-182-7

Die rote Reihe

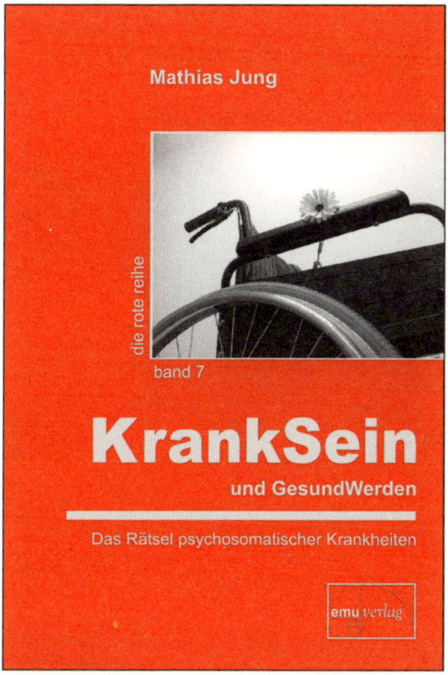

Band 7:
KrankSein
und GesundWerden
230 Seiten, gebunden
ISBN 978-3-89189-133-9
emu-Verlag

Weitere Bände im emu-Verlag erhältlich:

Band 1:
EiferSucht
Von Liebe, Freiheit und Besitzgier
112 Seiten, gebunden
ISBN 978-3-89189-079-0

Band 2:
FreiRaum
Ein Zimmer für mich allein
162 Seiten, gebunden
ISBN 978-3-89189-090-5

Band 3:
AußenBeziehung
Ende oder Neubeginn der Liebe?
209 Seiten, gebunden
ISBN 978-3-89189-095-0

Band 4:
AussichtsLos
Selbsttötung – Vorbeugung und Hilfe für Gefährdete und Angehörige
ISBN 978-3-89189-102-5

Band 5:
BindungsAngst
Die Strategie des Selbstboykotts
193 Seiten, gebunden
ISBN 978-3-89189-110-0

Band 6:
ÜberGewicht
Der Kampf mit dem eigenen Körper
213 Seiten, gebunden
ISBN 978-3-89189-114-8